内科学实习指导

（第2版）

主　编　黄纯兰　徐　勇

副主编　吕沐瀚　欧三桃　叶　强

U0257456

北京大学医学出版社

NEIKEXUE SHIXI ZHIDAO

图书在版编目（CIP）数据

内科学实习指导 / 黄纯兰，徐勇主编 . — 2 版 . —
北京：北京大学医学出版社，2022.8
ISBN 978-7-5659-2610-5

Ⅰ . ①内… Ⅱ . ①黄… ②徐… Ⅲ . ①内科学 - 实习 -
医学院校 - 教学参考资料 Ⅳ . ① R5-45

中国版本图书馆 CIP 数据核字（2022）第 043129 号

内科学实习指导（第 2 版）

主　　编：黄纯兰　徐　勇
出版发行：北京大学医学出版社
地　　址：（100191）北京市海淀区学院路 38 号　北京大学医学部院内
电　　话：发行部 010-82802230；图书邮购 010-82802495
网　　址：http：//www.pumpress.com.cn
E - m a i l：booksale@bjmu.edu.cn
印　　刷：北京溢漾印刷有限公司
经　　销：新华书店
策划编辑：董采萱
责任编辑：靳　奕　　**责任校对：**靳新强　　**责任印制：**李　啸
开　　本：787 mm×1092 mm　1/16　印张：12.25　字数：305 千字
版　　次：2022 年 8 月第 2 版　2022 年 8 月第 1 次印刷
书　　号：ISBN 978-7-5659-2610-5
定　　价：32.00 元

编 者 名 单

主　编　黄纯兰　徐　勇

副主编　吕沐瀚　欧三桃　叶　强

编　委　（按姓氏汉语拼音排序）

白　雪	陈　果	陈　洁	陈菊屏
邓　俊	邓　莉	范贤明	范运斌
范忠才	冯　健	傅玉琼	桂雪梅
何成松	贺　敏	蒋青峰	兰四友
兰由玉	李　多	李发菊	李　华
李家富	李晓明	李晓云	刘　单
刘　伟	刘　翼	罗　刚	马红艳
彭　燕	秦　臻	石　敏	史孝敏
舒庆雪	唐君玲	唐　敏	陶　蓓
万　沁	王荣丽	王宋平	王文军
王小洁	王泽卫	王忠琼	吴雨曦
辛　辰	邢宏运	熊　彬	颜　琼
杨　军	张丽玲	张玉高	赵　蕾
钟海花	钟晓琳	钟　毅	周　贤
朱清亮			

前　言

内科学是临床医学中的核心学科。临床医学诊断与治疗的共性思维，集中表达在内科学中。它是其他临床学科的基础，也与它们存在密切的联系。因此，学好内科学对疾病的认识、研究、诊断及防治等各方面都具有重要的指导意义。

想要学好本门课程，学生必须将相关的基础知识与临床紧密结合、注重实践、注重基本技能训练，努力培养自己分析问题和解决问题的能力。为了较好地指导学生的实习，西南医科大学临床医学院内科学教研室根据内科学教学大纲及全国高等医学院校第九版《内科学》教材，在第1版《内科学实习指导》的基础上，进行了更新、修改，编写了本版《内科学实习指导》。本书注重实用性，对各系统重要疾病概括性地提出了实习目的、实习重点，并阐述了各疾病病史、体征、辅助检查、诊断及鉴别诊断，提出治疗方法。为了便于学生复习，在介绍完疾病后均提出几道重要内容有关的复习思考题。在第1版的基础上，本书依据第九版《内科学》的体系，增加了第八章，并在消化系统疾病和风湿性疾病中增加了几种常见的疾病。

本书主要供五年制、七年制医学生使用，希望本书的出版能为广大临床医学生内科学的学习提供帮助。

我们向为本书付出心血的作者们致以衷心的感谢，也要感谢帮助我们出版本书的出版社和编辑。在本书的编写过程中，西南医科大学及附属医院领导给予了大量鼓励和支持，内科学教研室老师也对内容的搜集、整理付出了辛勤劳动，特此一并致谢！

由于时间仓促，书中难免存在不足之处，希望广大读者批评指正。

目 录

第一章 呼吸系统疾病

第一节 呼吸系统总论

实习地点： 呼吸与危重症医学科病房

实习学时： 1 学时

一、实习目的

1．掌握呼吸系统疾病的诊断方法。
2．熟悉呼吸系统的结构功能特点。
3．了解呼吸系统疾病范畴和我国呼吸疾病防治形势与发展方略。

二、实习内容

（一）呼吸系统疾病概述
（二）呼吸系统的结构功能特点，呼吸系统疾病范畴
（三）呼吸系统疾病的诊断
1．症状
2．体征
3．实验室和辅助检查
（1）血液检查。
（2）抗原皮内试验。
（3）影像学检查。
（4）呼吸生理功能测定。
（5）痰液检查。
（6）胸腔穿刺检查和胸膜活检。
（7）支气管镜与胸腔镜检查。
（8）肺活体组织检查。

（四）呼吸系统疾病的治疗和预防

1．药物治疗。

2．氧疗或呼吸支持治疗。

3．呼吸介入治疗。

4．肺移植。

5．呼吸康复治疗。

6．呼吸系统疾病的一、二、三级预防。

（五）我国呼吸系统疾病防治形势与发展方略

1．呼吸系统疾病的严峻形势。

2．加强呼吸学科体系与能力建设。

三、教学方法

选用图表、多媒体示教。

（李　多　石　敏）

第二节　支气管哮喘

实习地点：呼吸与危重症医学科病房

实习学时：2 学时

一、实习目的

1．掌握支气管哮喘的临床表现、类型、诊断、鉴别诊断和治疗。

2．熟悉支气管哮喘的病因和发病机制、病理、并发症。

3．了解支气管哮喘的流行病学和患者的教育和管理。

二、实习重点

哮喘的临床表现、诊断与治疗

三、实习内容

【定义】

支气管哮喘（bronchial asthma）是一种以慢性气道炎症和气道高反应性为特征的异质

性疾病。

【询问病史】

1．喘息发作的诱因和发作先兆。

2．起病缓急，是否有胸闷、喘息、咳嗽、呼气性呼吸困难与昼夜差异，喘息特点等情况。

3．病程长短，是否伴随端坐呼吸等情况。

4．症状能否自行缓解或使用解痉平喘药的效果，以及其他药物治疗情况。

5．哮喘家族史及个人过敏史。

【体格检查】

1．意识情况，喘息发作时的体位，是否有发绀，呼吸困难的特点与类型，是否有三凹征。

2．听诊肺部呼吸音、哮鸣音及湿啰音，注意哮鸣音的分布与特点。

3．是否有肺气肿体征。

4．心率，是否有心律异常、奇脉、胸腹矛盾运动等。

【辅助检查】

1．痰嗜酸性粒细胞计数　大多数哮喘患者诱导痰中嗜酸性粒细胞计数升高（＞2.5%）。

2．肺功能检查　发作时呈阻塞性通气功能障碍，缓解期正常。支气管激发试验或舒张试验阳性。发作时呼气流量峰值（PEF）下降，其昼夜变异率≥10%或者周变异率≥20%。

3．胸部X线/CT检查　发作时双肺透光度增加，缓解期正常；反复发作者可有肺气肿、肺心病的影像学改变。胸部CT可见支气管壁增厚、黏液阻塞。

4．特异性变应原检查　血清IgE增高，变应原皮内试验和变应原吸入激发试验阳性。

5．血气分析　可出现呼吸性碱中毒，重症或哮喘持续状态可出现动脉血二氧化碳分压（$PaCO_2$）升高，动脉血氧分压（PaO_2）下降，pH改变，呈呼吸性酸中毒或混合性酸碱平衡失调。

6．呼出气一氧化氮（FeNO）检测　可以作为评估气道炎症和哮喘控制水平的指标，也可以用于判断吸入激素治疗的反应。

【诊断与鉴别诊断】

（一）诊断

1．典型哮喘的临床症状和体征

（1）反复发作的喘息、呼吸困难、咳嗽、胸闷，多与接触变应原、冷空气、物理或化学刺激，病毒感染，运动等有关。

（2）发作时双肺散在或弥漫性、以呼气相为主的哮鸣音，呼气相延长。

（3）上述症状和体征可经治疗缓解或自行缓解。

2．可变气流受限的客观检查

（1）支气管舒张试验阳性。

（2）支气管激发试验阳性。

（3）平均每日昼夜变异率≥10%或者周变异率≥20%。

符合上述临床症状和体征，同时具备气流受限的客观检查中的任一条，并除外其他疾病所引起的喘息、气急、胸闷和咳嗽。

咳嗽变异性哮喘指咳嗽作为唯一或主要症状,无喘息、胸闷、气急等典型哮喘症状,同时具备气流受限的客观检查中的任一条的哮喘。要除外其他疾病引起的咳嗽。

（二）鉴别诊断

1.左心衰竭引起的呼吸困难　①多有高血压、冠状动脉粥样硬化性心脏病、风湿性心脏病等病史和体征。②突发呼吸困难、端坐呼吸、阵发性咳嗽、咳粉红色泡沫痰,两肺可闻及广泛的湿啰音和哮鸣音,左心界扩大,心尖部闻及奔马律。③X线可见心脏增大,肺淤血征。

2.慢性阻塞性肺疾病（慢阻肺）　①多见于中老年人,有长期吸烟或接触有害气体的病史。②有慢性咳嗽、咳痰史,喘息常年存在,有加重期。③肺气肿征,两肺可闻及湿啰音。

3.上气道阻塞（喉癌、中央型肺癌、气管支气管结核、异物吸入等）　①吸气性呼吸困难,局限性喘鸣,痰中带血。②痰脱落细胞检查、支气管镜检查可明确诊断。

4.变态反应性支气管肺曲霉菌病（ABPA）　①反复喘息,可咳出棕褐色黏痰或树枝状支气管管型。②痰嗜酸性粒细胞增加,痰涂片或培养可查见曲霉菌。③胸部X线呈游走性或固定性浸润病灶,CT示近端支气管扩张。④曲霉抗原皮内试验呈双相反应,GM试验阳性,血清总IgE升高。

【并发症】

1.气胸、纵隔气肿、肺不张。

2.慢性并发症　慢阻肺、支气管扩张、肺心病。

【治疗】

1.确定并减少危险因素接触。

2.药物治疗　主要分为缓解性药物和控制性药物。

（1）缓解性药物

1）短效β_2受体激动剂（SABA）：治疗急性发作首选药,如沙丁胺醇、特布他林。

2）短效吸入性抗胆碱能药物（SAMA）：如异丙托溴铵。

3）短效茶碱。

4）全身用糖皮质激素：如甲泼尼龙琥珀酸钠、氢化可的松琥珀酸钠。

（2）控制性药物

1）吸入性糖皮质激素（ICS）：如布地奈德、氟替卡松。

2）白三烯调节剂：如孟鲁司特。

3）长效β_2受体激动剂（LABA,不单独使用）。

4）缓释茶碱。

5）色甘酸钠。

6）抗IgE抗体。

7）联合药物（如ICS/LABA）。

3.分级治疗

（1）急性发作期：迅速解除气道痉挛,改善低氧血症,恢复肺功能,预防病情进一步恶化或加重,防治并发症。

1）轻度哮喘：经定量吸入器（MDI）吸入SABA,效果不佳时加用缓释茶碱片。

2）中度哮喘：雾化吸入 SABA，可联合应用 SAMA、激素混悬液；静脉注射茶碱类药物；必要时口服激素。

3）重度及危重度哮喘

· 解痉平喘：持续吸入 SABA，联合应用 SAMA、激素混悬液，静脉应用茶碱类药物。

· 氧疗与畅通呼吸道。

· 尽早静脉应用激素：如甲泼尼龙琥珀酸钠、氢化可的松琥珀酸钠等，待病情缓解后改为口服。

· 适当补液，纠正酸碱失衡，维持水、电解质平衡。

· 抗感染：根据痰培养病原菌及药敏试验选择抗生素。

· 机械通气：可选择有创或无创呼吸机治疗。

· 防治并发症。

（2）慢性持续期：进行健康教育，在评估和监测患者哮喘控制水平的基础上个体化治疗，以最小量、最简单的联合、不良反应最少、达到最佳哮喘控制为原则。哮喘长期治疗方案分 5 级。对于大多数未经治疗的哮喘患者，初始治疗从第 2 级方案开始，每一级中按需使用缓解药物，如果该级治疗方案不能使患者得到控制，应升级治疗；当达到哮喘控制后并能够维持 3 个月以上，可考虑降级治疗。若患者使用最低剂量控制药物达到哮喘控制 1 年，且哮喘症状不再发作，可考虑停药。

四、复习思考题

1．简述支气管哮喘的诊断标准。

2．咳嗽变异性哮喘的定义是什么，如何治疗？

（熊　彬）

第三节　特发性肺纤维化

实习地点：呼吸与危重症医学科病房

实习学时：2 学时

一、实习目的

1．掌握特发性肺纤维化的临床表现、诊断、鉴别诊断和治疗。

2．熟悉特发性肺纤维化的病理改变。

3．了解特发性肺纤维化的流行病学、病因和发病机制。

二、实习重点

特发性肺纤维化的临床表现、诊断、治疗。

三、实习内容

【定义】

特发性肺纤维化（idiopathic pulmonary fibrosis，IPF）是一种慢性、进行性、纤维化性间质性肺炎，组织学和（或）胸部高分辨率（HRCT）特征性表现为普通型间质性肺炎（UIP），病因不清，好发于老年人。

【询问病史】

1．患者年龄、职业工种、起病时间。

2．吸烟、环境暴露情况，有无粉尘接触史。

3．起病隐匿，主要表现为活动性呼吸困难，渐进性加重，常伴干咳。

4．全身症状不明显，可以有不适、乏力和体重减轻等，但很少发热。

5．诊治经过，药物使用情况。

6．传染病及家族史。

【体格检查】

1．多数患者双肺基底部可闻及吸气末细小的 Velcro 啰音。

2．一部分患者可见杵状指（趾）。

3．疾病晚期出现发绀、肺动脉高压、肺心病和右心功能不全等。

【辅助检查】

1．胸部 X 线片　通常显示双肺外带、胸膜下和基底部分布明显的网状或网结节模糊影，伴有蜂窝样变和下叶肺容积减低。

2．胸部 HRCT　①病变常表现为网格状改变、蜂窝状改变，伴或不伴牵拉性支气管扩张；②病变以胸膜下、基底部分布为主。

3．肺功能　主要表现为限制性通气功能障碍、弥散量降低伴低氧血症或 I 型呼吸衰竭。早期静息肺功能可以正常或接近正常，但运动时肺功能表现为肺泡 - 动脉血氧分压差 $P\left[(A-a)O_2\right]$ 增加和氧分压降低。

4．血液检查　血液涎液化糖链抗原 -6（KL-6）增高，红细胞沉降率（ESR）、抗核抗体和类风湿因子可以轻度升高，但没有特异性。结缔组织疾病相关自身抗体检查有助于 IPF 的鉴别。

5．支气管肺泡灌洗液（BALF）细胞分析、经支气管肺活检（TBLB）　BALF 细胞分析多表现为中性粒细胞和（或）嗜酸性粒细胞增加，但对诊断 IPF 价值有限。TBLB 取材太小，不能做出病理诊断。

6．外科肺活检　对于 HRCT 呈不典型普通型间质性肺炎（UIP）改变，诊断不清楚，没有手术禁忌证的患者应该考虑外科肺活检。IPF 的组织病理类型是 UIP，UIP 的病理诊断标准为：①明显纤维化 / 结构变形伴或不伴蜂窝肺，分布胸膜下、肺间质；②斑片状肺实质纤维化；③成纤维细胞灶。

【诊断与鉴别诊断】

（一）诊断

1．IPF 诊断遵循如下标准　①间质性肺疾病（ILD），但排除了其他原因（如环境、药物和结缔组织疾病等）；② HRCT 表现为 UIP 型；③联合 HRCT 和外科肺活检病理表现诊断 UIP。

2．IPF 急性加重　IPF 患者出现新的弥漫性肺泡损伤导致急性或显著的呼吸困难恶化即为 IPF 急性加重。诊断标准：①过去或现在诊断 IPF；② 1 个月内发生显著的呼吸困难加重；③ CT 表现为 UIP 背景下出现新的双侧磨玻璃影伴或不伴实变影；④不能完全由心力衰竭（心衰）或液体负荷过重解释。

（二）鉴别诊断

IPF 的诊断需要排除其他原因的 ILD。UIP 是诊断 IPF 的金标准，但 UIP 也可以见于慢性过敏性肺炎、石棉沉着病、结缔组织病（CTD）等。过敏性肺炎多有环境抗原暴露史（如饲养鸽子、鹦鹉等），支气管肺泡灌洗液（BALF）细胞分析显示淋巴细胞比例增加。石棉沉着病、硅沉着病或其他职业导致的尘肺多有石棉、二氧化硅或其他粉尘接触史。CTD 多有皮疹、关节炎，累及全身多系统，自身抗体为阳性。

【并发症】

肺部感染。

【治疗】

1．抗纤维化药物治疗　吡非尼酮和尼达尼布两种药物作为抗纤维化药物，已用于 IPF 的治疗，可以减慢 IPF 患者的肺功能下降。吡非尼酮是一种多效性的吡啶化合物，具有抗炎、抗纤维化和抗氧化特性。尼达尼布是一种多靶点酪氨酸激酶抑制剂，能够抑制血小板源生长因子受体（PDGFR）、血管内皮生长因子受体（VEGFR），以及成纤维细胞生长因子受体（FGFR）。乙酰半胱氨酸作为一种祛痰药，高剂量（1800 mg/d）时具有抗氧化，进而具有抗纤维化作用，部分 IPF 患者可以考虑使用。

2．非药物治疗　IPF 患者尽可能进行肺康复训练，静息状态下存在明显低氧血症（$PaO_2 < 55$ mmHg）的患者还应该实行长程氧疗。

3．肺移植　是目前 IPF 最有效的治疗方法，积极推荐合适的患者行肺移植。

4．合并症治疗　积极治疗合并存在的胃食管反流及其他合并症。

5．IPF 急性加重的治疗　氧疗、防控感染、对症支持治疗是 IPF 急性加重患者的主要治疗手段。由于 IPF 急性加重患者病情严重，病死率高，可推荐高剂量糖皮质激素治疗。

6．对症治疗　减轻患者因咳嗽、呼吸困难、焦虑带来的痛苦，提高生活质量。

7．加强患者教育与自我管理，戒烟，预防流感和肺炎。

四、复习思考题

1. 特发性肺纤维化的诊断标准是什么？
2. 特发性肺纤维化的治疗方法是什么？

（王宋平　贺　敏）

第四节　慢性肺源性心脏病

实习地点：呼吸与危重症医学科病房

实习学时：2 学时

一、实习目的

1. 掌握慢性肺源性心脏病的临床表现、诊断及心功能不全的处理要点。
2. 熟悉肺动脉高压的发病机制。
3. 了解本病是以呼吸功能不全为基本表现的全身性病变，了解本病的并发症。

二、实习重点

1. 慢性肺源性心脏病的诊断、鉴别诊断。
2. 慢性肺源性心脏病的治疗方法。

三、实习内容

【定义】

慢性肺源性心脏病（chronic pulmonary heart disease，简称肺心病）是指由支气管 - 肺组织、胸廓或肺血管病变致肺血管阻力增加，产生肺动脉高压，继而使右心室结构或（和）功能改变的疾病。

【询问病史】

1. 引起本病的病因　支气管 - 肺组织疾病，如慢性阻塞性肺疾病（慢阻肺）、支气管哮喘、支气管扩张、肺结核、硅沉着病和间质性肺疾病等；胸廓运动障碍性疾病，如严重胸廓或脊柱畸形、神经肌肉疾病等；肺血管病，如特发性肺动脉高压、慢性血栓性肺动脉高压、肺小动脉炎等。

2．临床表现　劳动力下降，气促、乏力、呼吸困难、发绀等缺氧症状出现时间，此次发作的诱因，咳嗽特点、痰量与颜色，有无咯血及发热等，有无头痛、烦躁、意识障碍、抽搐等呼吸衰竭表现，有无呕血、便血、皮肤和黏膜出血、食欲减退、腹胀、腹痛、下肢水肿等并发症。

3．院外治疗情况　特别注意强心剂、利尿剂及镇静剂的应用。

【体格检查】

1．检查患者的意识、体位、体温，是否有发绀、呼吸困难、颈静脉怒张、肝 - 颈静脉回流征。

2．是否有胸廓畸形和桶状胸、语颤减弱、双肺叩诊音变化、双肺干湿啰音。

3．观察心尖搏动位置，是否有剑突下收缩期搏动、心浊音界扩大或缩小，注意心音、心率、心律，以及是否有杂音、P_2 亢进等。

4．检查腹部外形，是否有腹部压痛、肝脾大与压痛、移动性浊音。

5．检查是否有双下肢水肿及杵状指。

【辅助检查】

1．X 线胸片　除原发病特征外，可有肺动脉高压（右下肺动脉干增宽、肺动脉段凸出，心尖上凸）。

2．心电图　额面平均电轴 ≥ 90°，V_1 导联 R/S ≥ 1；重度顺钟向转位，肺型 P 波，$Rv_1 + Sv_5 ≥ 1.05$ mV；aVR 导联 R/S 或 R/Q ≥ 1；V_1—V_3 导联呈 QS、QR 或 qr 型。

3．超声心动图　右心室流出道内径 ≥ 30 mm，右心室内径 ≥ 20 mm，右肺动脉内径 ≥ 18 mm 或肺动脉干 ≥ 20 mm，右心室前壁厚度 ≥ 5 mm 或前壁搏动幅度增强；左右心室内径比值 < 2；右心室流出道内径 / 左房内径 > 1.4；肺动脉瓣曲线出现肺动脉高压征象。

4．血气分析　低氧血症，甚至呼吸衰竭，或合并高碳酸血症。

5．血常规及血生化检查　红细胞及血红蛋白水平可升高；全血黏度及血浆黏度可增加，可伴有肝肾功能异常。

6．痰病原学检查可为阳性。

【并发症】

1．肺性脑病。

2．酸碱平衡失调及电解质紊乱　常见的呼吸性酸中毒（呼酸）、呼酸合并代谢性酸中毒（代酸）、呼酸型三重酸碱失衡。

3．心律失常。

4．上消化道出血。

5．休克。

6．弥散性血管内凝血。

7．深静脉血栓形成。

【诊断与鉴别诊断】

（一）诊断

1．有慢性支气管 - 肺组织病变、胸廓运动障碍性疾病或肺血管疾病的病史、体征。

2．有肺动脉高压、右心室增大或右心功能不全的临床和检查证据。

（二）鉴别诊断

1．原发性心肌病　多为全心增大，无慢性呼吸道疾病史和肺动脉高压征象。

2．风湿性心脏病　有风湿性关节炎和心肌炎史，常有多瓣膜病变。X线胸片、心电图、超声心动图有相应表现。

3．冠心病　有心绞痛、心肌梗死病史或心电图表现。体格检查、X线呈左心室肥大征象。冠脉造影可确诊。

【治疗】

（一）肺、心功能代偿期

采用中西医结合的综合治疗措施，积极治疗原发疾病，延缓疾病进展，加强康复锻炼及营养等。

（二）肺、心功能失代偿期

治疗原则为积极控制感染、畅通呼吸道，改善呼吸功能，纠正缺氧、二氧化碳潴留和心力衰竭，防治并发症。

1．控制感染　呼吸系统感染是导致肺、心功能失代偿的重要原因，如有呼吸系统感染，需积极控制感染。

2．改善呼吸功能　给予扩张支气管、祛痰等治疗，畅通气道来改善通气，合理氧疗来纠正缺氧，需要时给予无创正压通气或气管插管正压通气。

3．控制心力衰竭　一般在控制感染、改善呼吸功能、纠正缺氧和二氧化碳潴留后，慢性肺心病导致的心力衰竭便能改善，不需常规使用利尿药和正性肌力药。但对治疗无效或严重心力衰竭者，可适当选用利尿剂、正性肌力药或血管扩张剂。

（1）利尿剂：减轻容量负荷。应用原则为作用温和、小量、联合保钾利尿药，间断用药，如氢氯噻嗪和螺内酯等。

（2）正性肌力药：慢性肺心病患者对洋地黄药物耐受性低，易出现洋地黄中毒，洋地黄的使用指征包括：①感染得到控制，呼吸功能已改善，利尿治疗右心功能无改善者；②无明显感染的以右心衰竭为主要表现患者；③合并室上性快速心律失常；④出现急性左心衰竭者。使用原则为选择小剂量、作用快、排泄快的洋地黄药物。

（3）血管扩张剂：使用受限。

4．并发症的处理　肺性脑病、酸碱失衡、电解质紊乱、心律失常、上消化道出血、休克、弥散性血管内凝血（DIC）、深静脉血栓形成等的治疗参照有关病变的处理方法进行。

四、复习思考题

1．慢性肺心病的定义及发病机制是什么？

2．慢性肺心病的诊断标准是什么？

3．慢性肺心病的并发症有哪些？

4．简述慢性肺心病失代偿期的治疗方法。

（熊　彬）

第五节 肺部感染性疾病

肺炎链球菌肺炎

实习地点：呼吸与危重症医学科病房

实习学时：0.5 学时

一、实习目的

1．掌握肺炎链球菌肺炎的临床表现、诊断及治疗方法。
2．熟悉肺炎链球菌肺炎的病因和发病机制。
3．了解肺炎链球菌肺炎的病理。

二、实习重点

1．肺炎链球菌肺炎的诊断、鉴别诊断。
2．肺炎链球菌的治疗。

三、实习内容

【定义】
肺炎链球菌肺炎（streptococcal pneumoniae pneumonia）是由肺炎链球菌引起的肺炎，好发于冬春季节，青壮年、老年、婴幼儿发病率高，居社区获得性肺炎（community acquired pneumonia，CAP）的首位。通常急骤起病，以高热、寒战、咳嗽、胸痛为特征。X 线影像呈肺叶或肺段分布的急性炎性实变影。

【询问病史】
1．起病情况与诱因　病前多有淋雨、受凉、疲劳、酗酒、病毒感染史。
2．症状特点　发病急，主要表现为寒战、高热、全身肌肉酸痛，咳嗽、痰中带血或咳铁锈色痰。胸痛与呼吸有关。
3．少数可有胃肠道症状，重症感染时可发生休克、急性呼吸窘迫综合征和神经精神症状。

【体格检查】
1．急性热病容，皮肤灼热，口唇和鼻周单纯疱疹，气急、发绀、鼻翼扇动。

2．患侧胸部呼吸动度减弱，语颤增强，叩诊呈浊音，呼吸音减弱，语音传导增强，有管样呼吸音及湿啰音。

3．病变累及胸膜时，可听到胸膜摩擦音，或伴有胸腔积液的体征。严重病变可出现休克体征。

【辅助检查】

1．周围血白细胞计数升高，中性粒细胞比例＞80%，并有核左移或中毒颗粒。

2．痰涂片镜检发现革兰氏染色及荚膜染色阳性、带荚膜的双球菌或链球菌。痰培养24～48 h可发现肺炎链球菌。尿肺炎链球菌抗原可呈阳性。

3．X线胸片早期肺纹增粗、模糊，随病情进展可呈大片炎症浸润阴影或实变影，实变影中见支气管充气征，吸收消散时可见"假空洞"征。累及胸膜时可有胸腔积液。

【并发症】

1．脓毒症。

2．胸膜炎。

3．脓胸。

【诊断与鉴别诊断】

（一）诊断

1．根据典型症状与体征，结合胸部X线检查，做出初步诊断。

2．病原菌检测是确诊本病的主要依据。

（二）鉴别诊断

1．干酪样肺炎　低热乏力，痰中易找到结核杆菌。X线胸片显示病变多在肺尖或锁骨上下，密度不均，消散缓慢，且可形成空洞或肺内播散。

2．急性肺脓肿　早期临床表现与肺炎链球菌肺炎相似，病程进展过程中咳出大量脓臭痰，X线胸片显示脓腔及液平面。

3．肺癌　伴发阻塞性肺炎时鉴别。阻塞性肺炎吸收消散缓慢，可见肺门肿块或淋巴结长大，CT、纤维支气管镜、痰脱落细胞检查可鉴别。

【治疗】

1．抗生素治疗　首选青霉素。轻者240万 U/d，分3次肌内注射；重者青霉素 G 240万～480万 U/d，分次静脉滴注，每6～8小时一次；有并发症者1000万～3000万 U/d，分4次静脉滴注；对青霉素过敏者，或感染耐青霉素菌株者可选用呼吸喹诺酮类、头孢曲松等药物。感染多药耐药（MDR）菌株者可用万古霉素、替考拉宁或利奈唑胺。

2．支持治疗　患者卧床休息，补充足够蛋白质、能量和维生素。鼓励每日饮水1～2 L。止咳、祛痰。胸痛者可酌用镇痛药；有气急、发绀者给氧；烦躁不安、失眠者酌用镇静药，禁用抑制呼吸的镇静药。不用阿司匹林或其他解热药。

3．并发症的处理

（1）体温降而复升或3天后仍不降者，应考虑肺炎链球菌的肺外感染，如脓胸、心包炎或关节炎等；若持续发热应寻找其他原因。

（2）约10%～20%的肺炎链球菌肺炎伴发胸腔积液，应酌情取胸腔积液检查及培养以确定其性质。若治疗不当，约5%的患者并发脓胸，应积极引流排脓。

四、复习思考题

1．肺炎链球菌肺炎如何诊断？
2．肺炎链球菌肺炎治疗首选什么抗生素？

葡萄球菌肺炎

实习地点：呼吸与危重症医学科病房

实习学时：0.5 学时

一、实习目的

1．掌握葡萄球菌肺炎的临床表现、诊断及治疗方法。
2．熟悉葡萄球菌肺炎的病因和发病机制。
3．了解葡萄球菌肺炎的病理。

二、实习重点

1．葡萄球菌肺炎的诊断、鉴别诊断。
2．葡萄球菌肺炎的治疗。

三、实习内容

【定义】
葡萄球菌肺炎（staphylococcal pneumonia）是由葡萄球菌引起的急性化脓性肺部炎症。可经呼吸道或皮肤感染，引起单个或多个化脓性病变；也可并发脓胸或脓气胸。
【询问病史】
1．起病诱因 常发生于糖尿病、血液病、肝病、营养不良、乙醇中毒、静脉吸毒、获得性免疫缺陷综合征（AIDS）等基础疾病及免疫功能缺陷的患者，以及原已患支气管肺病患者。
2．起病急，常有高热、寒战、胸痛；咳脓性痰，量多，带血丝或脓血。严重者可早期出现周围循环衰竭；院内感染者起病较隐袭，体温逐渐上升。
3．注意老年人症状可不典型。
【体格检查】
1．早期可无体征。

2．与病变范围、严重程度、有无并发症有关。

3．病变较大或融合时可有肺实变体征，如局部叩诊浊音、语颤增强、呼吸音减低，并可闻及湿啰音，还可以有胸腔积液或脓气胸的体征。

【辅助检查】

1．白细胞计数升高，中性粒细胞比例增加，核左移，有中毒颗粒。痰、血、胸腔积液培养有葡萄球菌生长。

2．X线胸片　肺段或肺叶实变，可早期形成空洞，或呈小叶状浸润，其中有单个或多发的液气囊腔。另一特征是X线影像阴影的易变性，表现为一处的炎性浸润消失，另一处出现新病灶，或很小的单一病灶发展为大片阴影。

【诊断与鉴别诊断】

（一）诊断

1．根据全身毒血症症状、辅助检查可做出初步诊断。

2．细菌学检查是确诊的依据。

（二）鉴别诊断

1．肺结核　多有全身中毒症状，如午后低热、盗汗、疲乏无力、体重减轻等。X线胸片见病变多在肺尖或锁骨上下，密度不均，且可形成空洞或肺内播散。痰中可找到结核分枝杆菌。一般抗菌治疗疗效不佳。

2．其他细菌性肺炎　通过临床症状、体征及血常规难以鉴别，如X线胸片提示肺部液气囊腔、阴影易变性应考虑葡萄球菌肺炎、痰培养可以鉴别。

【治疗】

1．早期清除和引流原发病灶，选用敏感的抗菌药物。可参考细菌培养的药物敏感试验（药敏试验）。

2．青霉素耐药者可选用耐青霉素酶的半合成青霉素，如苯唑西林、氯唑西林、头孢呋辛联合氨基糖苷类药（如阿米卡星）。

3．耐甲氧西林金黄色葡萄球菌（MRSA）感染选万古霉素 1.5 ～ 2 g/d 静脉滴注。

4．疗程　无并发症者为 10 ～ 14 天，有空洞、脓胸者为 4 ～ 6 周或更长。

5．对症支持治疗　多饮水，物理降温，止痛，胸腔积液及脓气胸应充分引流。

四、复习思考题

1．葡萄球菌肺炎如何诊断？

2．葡萄球菌肺炎如何治疗？

克雷伯杆菌肺炎

实习地点：呼吸与危重症医学科病房

实习学时：0.5 学时

一、实习目的

1．掌握克雷伯杆菌肺炎的临床表现、诊断及治疗方法。
2．熟悉克雷伯杆菌肺炎的病因和发病机制。
3．了解克雷伯杆菌肺炎的病理。

二、实习重点

1．克雷伯杆菌肺炎的诊断、鉴别诊断。
2．克雷伯杆菌肺炎的治疗。

三、实习内容

【定义】
克雷伯杆菌肺炎（Klebsiella pneumonia）是由肺炎克雷伯杆菌感染引起的肺部急性炎症。克雷伯杆菌是最早被认识可引起肺炎的革兰氏阴性杆菌。
【询问病史】
1．多见于中老年男性及营养不良、全身衰竭、原有慢性肺部疾病或其他原因导致的免疫功能低下者。
2．起病急，多有畏寒、高热、咳嗽、胸痛。
3．痰量多，一般为黄绿色脓痰、黏稠、带血，或为血痰，最典型者为砖红色胶冻痰。
4．部分患者有消化道症状，如恶心、呕吐、腹胀、黄疸等。
【体格检查】
1．急性病容，有呼吸困难、发绀。
2．肺实变体征和湿啰音。
3．少数可发生黄疸、休克。
【辅助检查】
1．化验检查　白细胞计数升高、正常或减低；中性粒细胞增多，可见核左移；常见贫血。痰或胸腔积液培养阳性。
2．X线胸片　肺大叶实变，好发于右肺上叶，有多发性蜂窝状肺脓肿，叶间隙下坠。

【诊断与鉴别诊断】

（一）诊断

1．中老年男性，长期嗜酒，有慢性支气管炎或其他肺部疾病、糖尿病、恶性肿瘤、器官移植或粒细胞减少症等免疫抑制，或有人工气道、机械通气的患者，出现发热、咳嗽、咳痰、呼吸困难及肺部湿啰音、血中性粒细胞增加，结合 X 线有肺部炎性浸润表现，提示细菌性肺炎时，均应考虑到本病的可能。

2．合格的痰涂片找到较多革兰氏阴性杆菌，应考虑此病，但不能确诊。

3．痰培养分离出肺炎克雷伯杆菌是确诊的依据。

（二）鉴别诊断

1．肺炎链球菌肺炎　痰量多，典型者呈棕红色胶冻状，X 线胸片早期呈大片絮状、浓淡不同阴影，双侧多见，病灶呈蜂窝状，有空洞或肺大泡形成，易有气胸或脓胸。

2．干酪样肺炎　有结核病史；结核中毒症状明显；X 线胸片密度不均匀，有双下肺播散；痰培养分离出结核分枝杆菌。

【治疗】

1．首选二、三代或四代头孢菌素或联合氨基糖苷类抗生素，如头孢噻肟钠或头孢他啶联合阿米卡星静脉滴注。

2．亦可选用氟喹诺酮、β- 内酰胺酶抑制剂（如哌拉西林 / 克拉维酸）等。

3．疗程 10 ~ 14 天，同时支持治疗。

四、复习思考题

1．克雷伯杆菌肺炎如何诊断?

2．克雷伯杆菌肺炎如何治疗?

支原体肺炎

实习地点：呼吸与危重症医学科病房

实习学时：0.5 学时

一、实习目的

1．掌握支原体肺炎的临床表现、诊断及治疗方法。

2．熟悉支原体肺炎的病因和发病机制。

3．了解支原体肺炎的病理。

二、实习重点

1. 支原体肺炎的诊断、鉴别诊断。
2. 支原体肺炎的治疗。

三、实习内容

【定义】

支原体肺炎（mycoplasmal pneumonia）是由肺炎支原体引起的呼吸道和肺部的急性炎症性病变，约占所有 CAP 的 5% ~ 30%，全年有散发病例。

【询问病史】

1. 起病缓慢，常有乏力、头痛、咽痛、肌肉酸痛。咳嗽明显，多为发作性干咳，夜间为重，持久的阵发性剧烈咳嗽为支原体肺炎较为典型的表现。

2. 可有中等程度发热，可伴有鼻咽部和耳部的疼痛，咽部和鼓膜可见充血，颈部淋巴结肿大。

3. 少数患者出现斑丘疹或多形红斑。

【体格检查】

1. 多无明显肺部体征。

2. 少数可闻及干、湿啰音。

【辅助检查】

1. 实验室检查 白细胞计数正常或略增高。2/3 的患者冷凝集试验阳性（滴度 > 1∶32）。血清中支原体 IgM 抗体 ≥ 1∶64，或恢复期抗体滴度有 4 倍增高，可进一步确诊。直接检测呼吸道标本中的肺炎支原体抗原，可用于临床早期快速诊断。

2. X 线胸片检查 肺部多种形态的浸润影，呈节段性分布，下肺野多见。病变常 3 ~ 4 周后自行消散。

【诊断与鉴别诊断】

（一）诊断

1. 根据临床症状、X 线影像学表现及血清学检查结果可做出诊断。

2. 培养分离出肺炎支原体对诊断有决定性意义，但其检出率较低，技术条件要求高，所需时间长。

（二）鉴别诊断

1. 病毒性肺炎 是由病毒感染导致，常表现为非特异性全身症状，如发热、寒战、干咳、肌痛、疲劳，胸痛不常见，肺外症状少见。严重时可出现呼吸衰竭，甚至呼吸窘迫综合征。治疗不需要应用抗生素。

2. 军团菌肺炎 是由嗜肺军团杆菌引起，以肺炎表现为主，可能合并肺外其他系统损害的感染性病变，常因供水系统、空调和雾化吸入治疗等引起。该病病死率较高，也是常见的医院获得性肺炎。影像学表现可以多种表现共存，互相转化，空洞具有形成快、闭合慢的特点。

3．嗜酸性粒细胞性肺炎　临床表现有咳嗽、气急、喘息，影像学呈现广泛的肺泡和间质浸润，BAL 液嗜酸性粒细胞升高，对糖皮质激素治疗反应好。

【治疗】

1．本病有自限性，多数病例不经治疗可自愈。青霉素或头孢菌素治疗无效。

2．首选大环内酯类抗生素，如红霉素、罗红霉素和阿奇霉素。

3．对大环内酯类抗生素不敏感者可选用呼吸喹诺酮类，如左氧氟沙星、莫西沙星等。

4．疗程一般 2 ～ 3 周。

5．剧烈呛咳者可适当镇咳。

四、复习思考题

1．支原体肺炎的临床表现是什么，如何诊断？

2．支原体肺炎治疗首选哪类抗生素？

（邓　俊）

第六节　慢性阻塞性肺疾病

实习地点：呼吸与危重症医学科病房

实习学时：2 学时

一、实习目的

1．掌握慢性阻塞性肺疾病的定义、临床表现、诊断和治疗方法。

2．熟悉慢性阻塞性肺疾病的病理、病理生理和常见并发症。

3．了解慢性阻塞性肺疾病的病因和发病机制。

二、实习重点

慢性阻塞性肺疾病的临床表现、诊断及鉴别诊断、治疗。

三、实习内容

【定义】

慢性阻塞性肺疾病（chronic obstructive pulmonary disease，COPD）简称慢阻肺，是一种

常见的、可以预防和治疗的疾病，其特征是持续存在的呼吸系统症状和气流受限，通常与显著暴露于有害颗粒或气体引起的气道（或）肺泡异常有关。肺功能检查对确定气流受限有重要意义，在吸入支气管扩张剂后，第一秒用力呼气容积（FEV_1）占用力肺活量（FVC）的比值（FEV_1/FVC）< 70% 表明存在持续气流受限。

【病因与发病机制】

1．病因　吸烟、职业性粉尘和化学物质、空气污染、感染等，着重强调吸烟的危害和戒烟的重要性。

2．发病机制　气道炎症、蛋白酶 - 抗蛋白酶失衡、氧化 - 抗氧化失衡等。

【病理和病理生理】

主要表现为慢性支气管炎和肺气肿的病理改变。慢性支气管炎主要是腺体肥大、杯状细胞增生，慢性阻塞性肺气肿是终末细支气管远端过度膨胀、通气和气道壁破坏导致的。慢性支气管炎发展至慢性阻塞性肺气肿时会有肺泡通气量减少、通气 / 血流比例失调，及弥散障碍而产生缺氧或伴二氧化碳潴留。

【询问病史】

1．慢性支气管炎的病史，反复慢性咳嗽、咳痰、喘息等症状。

2．逐渐加重的呼吸困难　轻者劳动或走路感到气短，严重时休息也感到气短，是慢性阻塞性肺疾病的标志性症状。

3．体重下降、食欲减退等。

【临床表现】

1．症状　慢性咳嗽、咳痰、气短或呼吸困难、喘息和胸闷，晚期患者有体重下降、食欲减退等。

2．体征　早期无异常体征，随病情进展出现肺气肿体征。

3．出现并发症时的表现。

【体格检查】

早期可无异常体征，随病情进展可出现以下体征：

1．视诊　胸廓前后径增大，肋间隙增宽，剑突下胸骨下角增宽，称为桶状胸。部分患者呼吸变浅、频率增快，严重者可有缩唇呼吸等。

2．触诊　双侧语颤减弱。

3．叩诊　肺部过清音，心浊音界缩小，肺下界和肝浊音界下降。

4．听诊　两肺呼吸音减低、呼气延长，部分患者可闻及湿啰音和（或）干啰音。

【辅助检查】

1．肺功能检查　是判断持续气流受限的主要客观指标。吸入支气管扩张剂后，FEV_1/FVC < 70% 可确定为持续性气流受限。肺总量（TLC）、功能残气量（FRC）和残气量（RV）增高，肺活量（VC）减低，表明肺过度充气。

2．X 线胸片检查　早期可无变化，以后可出现肺纹理增粗、紊乱等非特异性改变，也可出现肺气肿。X 线胸片改变对慢阻肺的诊断特异性不高，但对鉴别诊断及发现气胸等并发症有意义。

3．胸部 CT 检查　可见慢阻肺小气道病变的表现、肺气肿的表现及并发症表现，但其主要临床意义在于排除其他有相似症状的呼吸系统疾病。

4. 动脉血气分析 对确定低氧血症和高碳酸血症的发生、呼吸衰竭及酸碱失衡的类型有重要价值。

5. 其他 合并感染时，外周血白细胞计数增高，核左移。痰培养可能查出病原菌。

【并发症】

1. 慢性呼吸衰竭。

2. 慢性肺源性心脏病。

3. 自发性气胸。

【诊断与稳定期严重程度评估】

（一）诊断

根据吸烟等高危因素史、症状、体征及肺功能检查等，临床可以怀疑慢阻肺。肺功能检查确定持续气流受限是慢阻肺诊断的必备条件。吸入支气管扩张剂后，$FEV_1/FVC < 70\%$ 可确定为持续气流受限，若能同时排除其他已知病因或具体特征性病理表现的气流受限疾病，则可明确诊断为慢阻肺。

（二）稳定期严重程度评估

1. 症状评估 可采用改良版英国医学研究委员会呼吸困难量表（mMRC）进行评估（表 1-1）。

表1-1 mMRC评分

mMRC 分级	呼吸困难症状严重程度	计分
0 级	剧烈活动出现呼吸困难	0
1 级	平地快步行走 / 爬缓坡出现呼吸困难	1
2 级	平地快步走 / 爬缓坡比同龄人慢，需要休息	2
3 级	平地行走 100 米或数分钟需停下喘气	3
4 级	因严重呼吸困难无法离家 / 穿脱衣服时即出现呼吸困难	4

2. 肺功能评估 采用 GOLD 分级，吸入支气管扩张剂后 $FEV_1/FVC < 70\%$。依据 FEV_1 下降程度分为 4 级：FEV_1 占预计值的百分比（$FEV_1\%\ pred$）$\geq 80\%$ 为轻度，$50\% \leq FEV_1\%$ $pred < 80\%$ 为中度，$30\% \leq FEV_1\%\ pred < 50\%$ 为重度，$FEV_1\%\ pred < 30\%$ 为极重度。

3. 急性加重风险评估 上一年急性加重 ≥ 2 次或 $FEV_1\%\ pred < 50\%$，均提示今后急性加重风险增加。

依据上述症状、肺功能改变、急性加重风险，将稳定期患者分为 A、B、C、D 组，并根据评估结果选择稳定期治疗药物。

A 组：风险低，症状少。$FEV_1\%\ pred \geq 50\%$，上一年急性加重 ≤ 1 次，mMRC 0～1 级。首选短效抗胆碱能药物（SAMA）或短效 β_2 受体激动剂（SABA）治疗。

B 组：风险低，症状多。$FEV_1\%\ pred \geq 50\%$，上一年急性加重 ≤ 1 次，mMRC ≥ 2 级。首选 SAMA 或（和）长效 β_2 受体激动剂（LABA）。

C 组：风险高，症状少。$FEV_1\%\ pred < 50\%$，上一年急性加重 ≥ 2 次，mMRC 0～1

级。首选吸入性糖皮质激素（ICS）加 LABA 或长效抗胆碱能药物（LAMA），也可以使用 LAMA 加 LABA。

D 组：风险高，症状多。$FEV_1\%$ pred ＜ 50%，上一年急性加重 ≥ 2 次，mMRC ≥ 2 级。首选 LABA 加 LAMA，也可以在此基础上加用 ICS。

【鉴别诊断】

本病应与如下疾病鉴别：支气管哮喘；其他引起慢性咳嗽、咳痰的疾病，如支气管扩张、肺结核、肺癌等；其他引起劳力性气促的疾病，如冠心病、高血压性心脏病、心脏瓣膜病等；其他原因导致的肺气肿，如老年性肺气肿、代偿性肺气肿等。

【治疗】

（一）稳定期治疗

1．教育与管理　戒烟，避免危险因素接触。

2．支气管扩张剂　是控制症状的主要措施，包括 β_2 肾上腺素受体激动剂、抗胆碱能药物、茶碱类药物。可据严重程度参照综合评估级别选择。

3．糖皮质激素　对高风险者，可选择 ICS 与 LABA 联合用药。

4．祛痰治疗　痰不易咳出者，可选盐酸氨溴索、乙酰半胱氨酸、羧甲司坦等。

5．其他药物　应用磷酸二酯酶 4 抑制剂（罗氟司特）、大环内酯类药物（红霉素或阿奇霉素）和长期家庭氧疗（LTOT）。

6．康复治疗　包括呼吸生理治疗、肌肉训练、营养支持、精神治疗与教育等多方面措施。

（二）急性加重期治疗

1．确定急性加重原因及病情严重程度，确定是门诊治疗或是住院治疗。

2．支气管扩张剂　药物同稳定期，严重喘息者可予以 SABA、抗胆碱能药物雾化吸入。

3．低流量吸氧　低氧血症者可吸氧，吸氧浓度一般为 28% ～ 30%，避免吸入高浓度氧。

4．抗生素　当有呼吸困难加重、咳脓性痰、痰量增加时，可根据当地常见病原菌及药敏情况选择抗生素。

5．糖皮质激素　对住院患者可考虑口服泼尼松 30 ～ 40 mg/d，也可静脉滴注甲泼尼龙 40 ～ 80 mg/d，连用 5 ～ 7 天。

6．祛痰剂　可选溴己新、盐酸氨溴索、乙酰半胱氨酸等。

7．机械通气　对并发较严重呼吸衰竭的患者可使用机械通气治疗。

8．伴发呼吸衰竭、肺心病、心力衰竭者参照相关章节治疗内容治疗。

四、复习思考题

1．慢性支气管炎的临床表现是什么，如何诊断？

2．慢阻肺的定义及诊断标准是什么？

3．慢阻肺稳定期和急性加重期的治疗原则是什么？

（桂雪梅　王文军）

第七节　胸膜疾病

实习地点：呼吸与危重症医学科病房

实习学时：1 学时

一、实习目的

1．掌握结核性渗出性胸膜炎的诊断及鉴别诊断。
2．熟悉结核性渗出性胸膜炎的防治方法。
3．了解非结核性胸腔积液。

二、实习重点

恶性胸腔积液的诊断要点。

三、实习内容

【定义】

胸膜疾病是对胸膜发生的疾病的概括，胸膜是一层菲薄半透明的膜样结构，覆盖在胸壁内面及肺和纵隔的表面。其中覆盖于肺及膈表面的胸膜称脏层胸膜，而被覆胸膜和纵隔脏器的一层称壁层胸膜，此两层胸膜在肺门处相延续，围成一个潜在的空腔，称为胸膜腔。胸膜疾病包括包括原发于胸膜的疾病，如胸膜间皮瘤；也包括胸膜腔内的异常情况，如脓胸、血胸、胸腔积液等。

【询问病史】

1．病程长或短，起病缓或急，病情进展情况，发病年龄及性别。

2．胸膜激惹及胸腔积液压迫表现　有无胸痛（胸痛性质，是否与呼吸、咳嗽、体位变化等相关）、咳嗽、咳痰（痰液性状如何）、呼吸困难（程度如何、有无诱因、缓解方式如何）。

3．原发疾病表现

（1）心、肝、肾疾病，低蛋白血症等基础疾病表现：是否有心悸、气促、心前区压榨感、夜间阵发性呼吸困难、端坐呼吸、双下肢水肿，是否有黄疸、厌油、食欲缺乏、乏力、恶心、呕吐、腹胀、腹痛、腹泻、肝区疼痛、呕血、便血，是否有颜面水肿、少尿或无尿、腰痛、尿血等。

（2）感染性疾病表现：有无咳嗽、咳痰、胸痛、咯血（咯血量、新鲜还是陈旧出血）、畏寒、寒战、发热、夜间盗汗、乏力、食欲缺乏、体重下降等。

（3）非感染性疾病表现：有无刺激性干咳、咯血、胸痛、呼吸困难，有无皮疹（皮疹部位、皮损范围、类型，是否为日光敏感，有无瘙痒等）、口腔溃疡、关节肿痛、水肿（水肿范围）等。

4．诊治经过　院外是否曾行胸膜腔穿刺抽液或胸腔闭式引流术等，院外引流胸腔积液情况（引流次数、胸腔积液性状、引流量等），院外胸腔积液检测情况（常规检测、生化检测、培养、腺苷脱氨酶水平，细胞学及细胞块检查结果等）。

5．既往史　有无心、肝、肾等基础疾病，有无高血压、糖尿病及结核病史，有无基础疾病用药史，有无外伤、手术史，是否按卡定期行预防接种。

6．个人史　有无结核病患者接触史，是否来自疫区，有无疫水接触史及生食鱼虾等不洁嗜好，有无烟、酒嗜好，有无冶游史，职业史、月经史、婚育史如何。

7．家族史　家族中是否有类似疾病患者。

【体格检查】

1．生命体征和一般情况。

2．胸腔积液占位体征　气管是否居中，双侧胸廓是否对称，双侧呼吸动度是否一致，有无胸廓压痛、语颤减弱，叩诊是否为浊音或实音，呼吸音是否减低或消失，有无胸膜摩擦音及支气管呼吸音。

3．原发疾病体征　有无皮肤或黏膜黄染、皮疹、皮肤溃疡、脱发或断发、淋巴结肿大、骨关节畸形及红肿、水肿（水肿范围、是否为凹陷性等）。

【辅助检查】

1．X线胸片　有患侧肋膈角变钝，患侧膈肌上抬表现。可帮助了解胸腔积液多少，是否有包裹或粘连，是否有胸膜增厚。

2．CT　可显示胸腔积液，宜抽液治疗后检查。可显示肺内病变、胸膜病变及纵隔、气管旁及淋巴结等病变。

3．超声　灵敏度高，定位准确，常用于估计胸腔积液的深度及积液量，并可协助穿刺定位。

4．胸腔积液检查　常规及生化检测［有助于鉴别漏出液及渗出液（表1-2），鉴别应遵循Light标准[1]］、腺苷脱氨酶水平检测（诊断结核性胸膜炎敏感度较高）、病原学检测（如检测抗酸杆菌等）、免疫学检测、肿瘤标志物检测、脱落细胞检查。

5．支气管镜检查　适用于咯血或疑有气道阻塞者。

6．胸腔镜或开胸直视下胸膜活检　大大提高病因诊断率。

---

[1] Light标准为符合以下3个条件中的1个，即可诊断为渗出液：①胸腔积液蛋白与血清蛋白比值大于0.5。②胸腔积液乳酸脱氢酶与血清乳酸脱氢酶比值大于0.6。③胸腔积液乳酸脱氢酶水平大于血清乳酸脱氢酶正常值上限的2/3。上述3个条件均不符合，诊断为漏出液。

表1-2 漏出液和渗出液鉴别要点

项目	漏出液	渗出液
颜色	淡黄色、浆液性	黄色、血性、脓性、乳糜性
透明度	透明/微浑	浑浊
比重	＜1.018	＞1.018
凝固性	不易凝固	容易凝固
pH	＞7.4	＜6.8
蛋白质定量（g/L）	＜25	＞30
胸腔积液蛋白/血清蛋白比	＜0.5	＞0.5
乳酸脱氢酶（LDH）定量（U/L）	＜200	＞血清正常值高限的2/3
胸腔积液LDH/血清LDH比	＜0.6	＞0.6
胆固醇浓度（mmol/L）	＜1.56	＞1.56
葡萄糖	接近血糖	低于血糖
细胞总数（×10^6/L）	＜500	＞500
有核细胞分类	以淋巴细胞为主，偶见间皮细胞，单个核细胞＞50%	炎症早期可以中性粒细胞为主，慢性期以淋巴细胞为主，恶性积液以淋巴细胞为主，可查见原发肿瘤细胞

【诊断与鉴别诊断】

（一）诊断

1．有无胸腔积液　症状、体征和影像学检查可确诊。

2．漏出液与渗出液　胸腔积液常规、生化检测（参照 Light 标准）。

3．胸腔积液病因

（1）漏出液

1）心力衰竭：多为双侧，右侧常多于左侧。

2）肝硬化：常伴有腹水。

3）肾病综合征：多为双侧，肺底积液，常伴颜面等部位水肿。

4）低蛋白血症：常伴全身性水肿。

（2）渗出液

1）感染性：①结核性胸膜炎：青壮年好发，常伴全身中毒症状，胸腔积液多呈草黄色、易于包裹。②类肺炎性胸腔积液：多有呼吸道症状及全身感染中毒症状，若积液呈脓性则称为结核性脓胸。

2）非感染性：①恶性胸腔积液：恶性肿瘤直接侵犯或转移至胸膜所致，中老年好发，胸腔积液多呈血性，增长迅速。②风湿免疫系统疾病：常伴多脏器受累表现，自身抗体谱、类风湿因子、补体等检测可为阳性。

（二）鉴别诊断

注意与气胸、血胸、纵隔气肿、肺栓塞、心绞痛、心肌梗死、胸主动脉瘤（夹层动脉瘤）、急性心包炎、急性胆囊炎、反流性食管炎、肋间神经痛、肋软骨炎、带状疱疹等鉴别。还要注意与气道阻塞性疾病、气胸、心功能不全、肺栓塞、癔症等鉴别，此类疾病在临床上鉴别较困难。

（三）结核性胸膜炎临床路径诊断标准

1．流行病学史　可有结核患者接触史。

2．临床表现　可有发热、刺激性咳嗽、胸痛，可伴呼吸困难。

3．体征　胸腔积液体征，早期患者可闻及胸膜摩擦音。随着胸腔积液增加，患侧胸廓饱满、肋间隙增宽、气管向健侧移位，叩诊呈浊音至实音，听诊呼吸音减弱至消失。

4．影像学检查　X线胸片或CT扫描、超声检查提示胸腔积液。

5．胸腔积液检查

（1）为渗出液，白细胞计数增高，以淋巴细胞和单核细胞为主。

（2）ADA水平升高。

（3）染色痰涂片可见结核分枝杆菌或（和）胸腔积液结核分枝杆菌培养阳性，菌种鉴定为结核分枝杆菌复合群，结核分枝杆菌核酸检测阳性可确诊。

6．结核菌素皮肤试验（PPD试验）呈阳性反应，或 γ- 干扰素释放试验阳性。

7．胸膜活检　胸膜组织有典型结核性病理改变即可确诊，内科胸腔镜检查可直接窥视病灶部位，明显提高胸膜活检阳性率。

8．除外其他原因所致胸腔积液，抗结核治疗有效亦可诊断。

（四）恶性胸腔积液诊断

1．临床表现　呼吸困难、胸痛，伴消瘦、乏力、食欲减退；晚期可出现恶病质。约25%的患者可无症状。

2．既往史　吸烟史、职业暴露史（石棉或其他致癌物质接触史）。

3．影像学检查　中至大量胸腔积液（约500～2000 ml），纵隔固定、肺不张（阻塞性/压迫性）、胸膜浸润（常见于恶性胸膜间皮瘤）、胸膜斑（多提示曾有石棉暴露史）、淋巴结转移。常用PET-CT了解全身转移情况。

4．诊断性胸膜穿刺术/胸腔闭式引流术

（1）肿瘤标志物检测。

（2）染色体分析。

（3）胸腔积液细胞沉淀查到恶性细胞——金标准。

（4）胸腔积液细胞块：免疫组化分型、确定组织来源。

5．胸膜活检　组织中查见恶性肿瘤——金标准。

（1）CT引导下闭式胸膜活检术。

（2）内科胸腔镜活检。

（3）外科胸腔镜活检。

（4）外科开胸术。

6．支气管镜检查术

（1）怀疑肺内占位。

（2）怀疑肺内出血。

（3）怀疑肺膨胀不全。

（4）怀疑支气管黏膜病变。

（5）怀疑支气管管腔阻塞

【治疗】

1．一般治疗　休息、营养支持、对症处理。

2．局部治疗。

3．胸膜腔穿刺抽液　注意首次抽液不超过 700 ml，以后每次不超过 1000 ml，缓慢抽液，以防发生复张性肺水肿等。结核性胸膜炎患者要尽早积极抽液，条件允许可留置胸腔闭式引流管，以防胸膜粘连。大量胸腔积液者，可每周抽液 2 ~ 3 次；感染中毒症状重、胸腔积液产生过快者，在抗结核治疗的同时可尝试给予糖皮质激素治疗；胸膜炎已转为慢性者，不宜使用糖皮质激素治疗。

闭式引流术：注意缓慢、间断引流胸腔积液，以防发生复张性肺水肿等。

1）胸腔镜手术术前准备（引流胸腔积液后造人工气胸）。

2）脓胸治疗：引流胸腔积液后可反复冲洗胸腔，但合并支气管胸膜瘘者不宜冲洗胸腔。

3）恶性胸腔积液治疗：引流胸腔积液后可行化学胸膜固定术以期减少胸腔积液，肺腺癌患者胸腔内亦可注入抗血管生成靶向药物。

4．病因治疗

（1）抗结核治疗。

（2）抗感染治疗。

（3）抗肿瘤治疗［化学治疗（化疗）、放射治疗（放疗）、靶向治疗、免疫治疗）］。

（4）其他病因：纠正心衰、改善肝肾功能、纠正低蛋白血症、使用免疫抑制剂等。

5．外科治疗

（1）慢性脓胸：胸膜剥脱术。

（2）结核胸膜炎：胸膜广泛粘连或严重包裹性胸腔积液者，可行粘连松解术等。

6．对症治疗　退热、镇咳、氧疗等。

四、复习思考题

1．如何鉴别漏出液与渗出液？

2．结核性胸膜炎的诊断思路是什么？

3．恶性胸腔积液的诊断思路是什么？

（傅玉琼　范贤明）

第八节　原发性支气管肺癌

实习地点：呼吸与危重症医学科病房

实习学时：2 学时

一、实习目的

1. 掌握肺癌的临床表现、诊断与鉴别诊断和治疗方法。
2. 熟悉肺癌的病理、分类和分期。
3. 了解肺癌的流行病学、病因和发病机制。

二、实习内容

【定义】

原发性支气管肺癌（primary bronchogenic carcinoma）简称肺癌（lung cancer），世界卫生组织将其定义为起源于呼吸道（支气管、细支气管和肺泡）上皮细胞的恶性肿瘤，常有区域性淋巴结转移和血行播散，早期常有刺激性咳嗽、痰中带血、胸痛等呼吸道症状。肺癌是最常见的恶性肿瘤之一。近年来，世界各国各地区肺癌的发病率和死亡率都在急剧上升，且发病趋于年轻化。肺癌分为鳞癌、腺癌、小细胞未分化癌、大细胞未分化癌 4 种组织学类型，临床也可分为小细胞肺癌（SCLC）和非小细胞肺癌（NSCLC）两类。

【病因】

病因迄今不明，与吸烟、职业性致癌因素（石棉、砷等）、空气污染、电离辐射、饮食与体力活动、遗传和基因改变有关。其中吸烟已被公认是第一位重要致病因素。

【诊断要点】

（一）症状及体征

1. 肿瘤引起的症状

（1）咳嗽：为常见的早期症状，为刺激性持续性咳嗽，呈高调金属音，无痰或少痰。

（2）咳血痰或咯血：多为痰中带血或间断咳血痰。

（3）胸痛：多为不规则的钝痛和隐痛，后期加剧。

（4）气短或喘鸣：见于肿瘤阻塞较大支气管或弥漫性肺泡细胞癌继发感染，合并胸腔积液、心包积液时。

（5）发热：肿瘤组织坏死可引起发热。

（6）消瘦：为恶性肿瘤常见表现。

2. 肿瘤局部扩散引起的症状　如喉返神经受压引起声音嘶哑，上腔静脉受压引起上腔静脉阻塞综合征（SVCS），食管受压引起吞咽困难，颈交感神经受压引起霍纳综合征（Horner's syndrome），肺上沟癌（Pancoast 癌）可压迫臂丛神经出现同侧肩部及上肢剧烈疼痛及感觉异常。

3．肿瘤远处转移引起的症状　肺癌多首先转移到锁骨上和颈部淋巴结，出现该处淋巴结肿大。转移至脑可出现头痛、呕吐、偏瘫、共济失调等症状。转移至肝可出现厌食、肝大、黄疸等表现。转移至皮下可触及皮下结节。

4．胸外表现　即副肿瘤综合征（paraneoplastic syndrome）。少数患者可出现一些特殊表现，常在呼吸道症状及 X 线表现之前，为早期诊断肺癌的线索，如杵状指（趾）、肥大性肺性骨关节病、库欣综合征、男性乳房发育、异位激素综合征、神经肌肉病变、癌性贫血、凝血性疾病、皮肤病变、癌性肾病、高钙血症、类癌综合征等。

（二）辅助检查

1．影像学检查

（1）X 线胸片：周围型肺癌出现肺部圆形或类圆形肿块，常呈分叶状，有脐凹征或细毛刺，胸膜牵拉，支气管充气征，肺门淋巴结肿大，癌性空洞。中心型肺癌可出现一侧肺门类圆形阴影或不规则肿块，更多的是出现支气管阻塞的间接征象，如肺段或肺叶的局限性肺气肿、肺段或肺叶不张、阻塞性肺炎反复发生。

（2）胸部 CT 可发现位于心脏后、脊柱旁沟和在肺尖、近膈面下及肋骨头部位的肺癌，并可发现有无肺门和纵隔淋巴结肿大以及邻近脏器的侵犯情况。

（3）磁共振显像（MRI）：在发现脑实质或脑膜转移上有优势。

（4）骨闪烁显像：可以了解有无骨转移。

（5）正电子发射断层显像（PET）和 PET-CT：可以发现 < 1 cm 的小肺癌及早期发现肺癌的纵隔淋巴结及其他部位的转移病灶，弥补胸部 CT 的不足；对于发现早期肺癌和其他部分的转移灶，以及肿瘤分期与疗效评价均优于现有的其他影像学检查。

2．获得病理学诊断的检查

（1）痰脱落细胞检查：痰脱落细胞检查为早期诊断方法之一，中心型肺癌阳性率可达 80%，周围型肺癌可达 50%。阳性率与送检次数、送检时间、生长部位、组织学类型等多因素有关。胸腔积液和支气管肺泡灌洗液检查脱落细胞也可帮助诊断。

（2）胸腔积液细胞学检查：检出率为 40% ～ 90%，多次送检可提高检出率。

（3）呼吸内镜检查：①支气管镜：对中心型肺癌的诊断率可达 80% ～ 90%，经支气管肺活检（TBLB）、支气管肺泡灌洗（BAL）、支气管镜内超声（EBUS）引导下针吸活检术有助于明确气道外占位性病变和纵隔淋巴结的性质，外周病变可以用小超声探头引导下肺活检。②胸腔镜：用于胸膜病变取活检。

（4）针吸活检：包括经胸壁穿刺活检、浅表淋巴结活检、闭式胸膜针刺活检、开胸肺活检等。

3．肿瘤标志物的检测　比较肯定的有癌胚抗原（CEA）、细胞角质蛋白 19 片段 CYFRA21-1、神经元特异性烯醇化酶（NSE），其他可用于肺癌诊断的肿瘤标志物还有组织多肽抗原（TPA）、鳞癌相关抗原（SCC）、谷胱甘肽 S- 转移酶（GST）、碳水化合物 CA19.9.端粒酶（telomerase）、铃蟾素（BN）、血管内皮生长因子（VEGF）、环氧化酶 -2

（COX-2）等，主张多个指标联合检测以提高检出率。

4．肿瘤的基因诊断及其他　基因检测可识别靶向药物最佳用药人群，目前主要检测 NSCLC 患者 *EGFR* 基因突变、间变性淋巴瘤激酶（ALK）融合基因和 *ROS1* 融合基因重排等；还可检测耐药基因，如 *EGFR* 耐药突变的 *T790M*、*C797S* 等。程序性细胞死亡蛋白及其配体 -1（PD-L1）免疫组化检测可筛选使用免疫检查点抑制剂可能获益的 NSCLC 患者。

（三）鉴别诊断

1．支气管结核　可引起支气管狭窄和阻塞，导致远端炎症和肺不张，要与中心型肺癌相鉴别。本病一般有中毒症状，病程较长，胸部 CT 可见支气管狭窄和扩张相间，可伴发结节性病变和空洞形成。痰涂片和支气管镜检查是诊断的主要方法。

2．肺门淋巴结结核　应与中心型肺癌相鉴别。该病多见于儿童、青少年，多数患者有发热、盗汗等全身中毒症状，PPD 试验常阳性，抗结核治疗有效。

3．肺结核球　应与周围型肺癌相鉴别。本病多见于年轻患者，多无症状。病变多位于结核的好发部位，病灶可有包膜，有时病灶内有钙化点，周围有纤维结节卫星病灶。经皮肺穿刺病理活检可协助诊断。

4．粟粒性肺结核　应与弥漫性细支气管肺泡癌相鉴别。一般患者年轻，有发热、盗汗等全身中毒症状，呼吸道症状不明显，X 线胸片显示病灶为大小一致、分布均匀、密度较淡的粟粒结节。借助细胞学和细菌学可建立诊断。

5．肺脓肿　当肺癌空洞继发感染时难与肺脓肿鉴别。肺癌患者常具有慢性咳嗽、反复咳血痰的临床表现。肺癌患者空洞壁较厚，空洞外壁不规则，或呈分叶状，内缘不光整呈结节状，多为偏心空洞。结合支气管镜和痰脱落细胞检查可以鉴别。

6．炎性假瘤　有时与周围型肺癌难以鉴别。本病多见于女性，约 50% 的患者有呼吸道感染症状，如咳嗽、咳痰、痰中带血丝等，一般病程较长，可为数月至数年。X 线胸片显示肿物密度较高而均匀，边缘清楚，无分叶，轮廓完整呈球形阴影，无肺门及纵隔淋巴结肿大。经皮肺穿刺病理活检可协助诊断。

7．结核性胸膜炎　渗出期要与肺癌恶性胸腔积液相鉴别。前者以青壮年居多，多数患者伴有发热、盗汗、乏力等中毒症状。X 线胸片可发现肺野内有结核病灶。胸腔积液常为典型的渗出液，仅少数（1.5% ～ 12%）为血性胸腔积液。抗结核治疗有效。

【治疗】

由于肺癌是一个全身疾病，所以肺癌的治疗是一个多学科的综合治疗（multidisciplinary synthetic therapy），强调个体化，包括手术、放疗、化疗、靶向治疗、免疫治疗、介入治疗等。

1．手术治疗　是治疗 NSCLC 的首选方法。主要适用于 NSCLC 的 Ⅰ、Ⅱ 期患者和部分经过化疗的 Ⅲ 期患者。术前肺功能的评估很重要。

2．放射治疗（放疗）　SCLC、鳞癌、腺癌对放疗的敏感性依次递减。放疗不仅能使局部进展期不能手术的患者取得较好效果，而且能解除转移部位的压迫和疼痛，从而延长生存期和改善生活质量。

3．化学治疗（化疗）　化疗是目前真正意义上的全身性治疗方法。SCLC 对化疗最敏感，鳞癌次之，腺癌对化疗的反应相对较差。

（1）SCLC：经以化疗为主的综合治疗，SCLC 的治愈率已有明显提高，有作者将其列为可以治愈的恶性肿瘤之一。目前公认的化疗方案有：

1）依托泊苷和顺铂（EP）方案：依托泊苷（VP-16）80 ～ 100 mg/m²，静脉滴注，持续 3 天；顺铂（DDP）80 mg/m²，静脉滴注，第 1 天或分 3 天，21 天为一个周期，共 4 ～ 6 个周期。

2）卡铂和依托泊苷（CE）方案：卡铂（CBP）以曲线下面积（AUC）为 5 ～ 6 的标准静脉滴注，第 1 天；VP-16 80 ～ 100 mg/m²，静脉滴注，持续 3 天，21 天为一个周期，共 4 ～ 6 个周期。

二线治疗可以选择铂类联合伊立替康、托泊替康、紫杉醇、多西他赛、异环磷酰胺、多柔比星等药物。

（2）NSCLC：化疗作为肺癌的一种全身重要治疗，可以增加生存率，缓解症状以及提高生活质量。随着 20 世纪 90 年代一些新的化疗药物（长春瑞滨、紫杉醇、吉西他滨、培美曲塞等）的陆续问世，NSCLC 的联合化疗也取得了令人鼓舞的疗效，目前一线化疗推荐方案为含铂两药联合化疗。可根据情况选择使用以下几个方案：

1）紫杉醇和顺铂（TP）方案：紫杉醇（TAX）175 mg/m² 或多西他赛 75 mg/m²，3 h 内静脉滴注，第 1 天；DDP 75 ～ 80 mg/m²，静脉滴注，第 1 天。21 ～ 28 天为一个周期。

2）长春瑞滨和顺铂（NP）方案：长春瑞滨（NVB）25 mg/m²，20 min 内静脉推注（静推），第 1、8 天；DDP 80 mg/m²，静脉滴注，第 1 天。28 天为一个周期。

3）吉西他滨和顺铂（GP）方案：吉西他滨（GEM）1000 ～ 1250 mg/m²，静推，第 1、8 天；DDP 80 mg/m²，静脉滴注，第 1 天。28 天为一个周期。

4）培美曲塞和顺铂 / 卡铂（AP）方案：对非鳞癌患者一线化疗可以选用 AP 方案。培美曲塞（pemetrexed）500 mg/m²，30 min 内静脉滴注，第 1 天；DDP 80 mg/m² 或 CBP 以 AUC 为 5 ～ 6 的标准，静脉滴注，第 1 天。21 天为一个周期。二线治疗可以选择培美曲塞或者多西他赛化疗。

4．靶向治疗　肿瘤分子靶向治疗是以肿瘤组织或细胞中所具有的特异性（或相对特异）分子为靶点，利用分子靶向药物特异性阻断该靶点的生物学功能，选择性从分子水平来逆转肿瘤细胞的恶性生物学行为，从而达到抑制肿瘤生长甚至消退肿瘤的目的。目前靶向治疗主要应用于非小细胞肺癌中的腺癌患者，例如以 EGFR 突变阳性为靶点的 EGFR- 酪氨酸激酶抑制剂（EGFR-TKI），包括一代的吉非替尼（gefitinib）、厄洛替尼（erlotinib）和埃克替尼（icotinib），二代的阿法替尼（afatinib）、达克替尼（dacomitinib），以及三代的奥希替尼（asimertinib）与阿美替尼（aumolertinib）；ALK 重排阳性为靶点的克唑替尼（crizotinib）、艾乐替尼 / 阿来替尼（alectinib）、色瑞替尼（ceritinib）等；ROS1 重排阳性为靶点的克唑替尼可用于一线治疗或化疗后的维持治疗。此外还有以肿瘤血管生成为靶点的靶向治疗，包含贝伐单抗（bevacizumab）和恩度（endostatin），联合化疗能明显提高晚期 NSCLC 的治疗有效率，并延长肿瘤中位进展时间。

5．免疫治疗　是近年肺癌研究探索的新的治疗方法之一。肿瘤疫苗可通过激活机体自身的免疫细胞，从而杀灭肿瘤，不良反应较小。程序性细胞死亡蛋白 -1（PD-1）/PD-L1 抑制剂免疫治疗成为Ⅳ期无驱动基因的 NSCLC 的一线标准治疗，目前临床常用帕博利珠单抗、纳武利尤单抗、卡瑞利珠单抗、信迪利单抗、阿特珠单抗等。

6．介入治疗

（1）支气管动脉灌注化疗及栓塞术：仅适用于失去手术指征，且不愿意接受放疗和全身化疗的肺癌患者。其不良反应小，近期可缓解症状，提高生活质量。但由于受肺癌本身的供血特点和治疗次数的限制，远期疗效尚不满意，目前基本很少单用。

（2）非血管性微创治疗：包括肿瘤微波或射频消融治疗、放射性粒子 ^{125}I 植入等，在 CT、B 超的引导下操作，可以消除局部肿瘤病灶、降低肿瘤负荷。和全身治疗手段相结合，可以取得更好的临床疗效。

（3）其他介入治疗：包括腔镜治疗 [包括高频电凝、氩等离子体凝固（APC）、微波、血卟啉衍生物激光治疗和 YAG 激光手术治疗等]、腔内近距离放疗、腔内支架植入术等。

7．中医中药治疗　与西医协同可以改善症状、提高生存质量以及延长生存期。

（刘　单　兰四友）

第九节　肺血栓栓塞症

实习地点：呼吸与危重症医学科病房

实习学时：2 学时

一、实习目的

1．掌握肺血栓栓塞症（pulmonary thrombembolism，PTE）的临床表现、诊断和治疗方案。

2．熟悉肺血栓栓塞症的病理和病理生理。

3．了解肺血栓栓塞症的流行病学和危险因素。

二、实习重点

本病的诊断、鉴别诊断及治疗。

三、实习内容

【定义】

肺血栓栓塞症是指肺动脉分支被外源性栓子或血栓堵塞后引起的相应肺部组织的供血障

碍疾病，典型临床表现为呼吸困难、胸痛、咯血。

【询问病史】

1．注意询问引起本病的病因，如骨折、创伤、手术、恶性肿瘤和口服避孕药等。

2．其典型的表现为胸痛、咯血、呼吸困难及气促。

3．可以出现咳嗽、心悸、晕厥、烦躁不安、惊恐，甚至濒死感。

【体格检查】

1．呼吸急促　呼吸频率＞ 24 次 / 分，是最常见的体征。

2．心动过速。

3．血压变化，严重时可出现休克。

4．发绀。

5．发热。

6．颈静脉充盈或搏动。

7．肺部可闻及哮鸣音和（或）细湿啰音，偶可闻及血管杂音。

8．胸腔积液的相应体征。

9．肺动脉瓣区第二心音亢进或分裂，$P_2 > A_2$。三尖瓣区有收缩期杂音。

10．深静脉血栓体征　患肢肿胀、周径增粗、疼痛或压痛、浅静脉扩张、皮肤色素沉着、行走后患肢易疲劳或肿胀加重。

【诊断及分型】

（一）根据临床情况疑诊 PTE

患者出现上述临床症状及体征，应进行如下检查：

1．动脉血气分析　常表现为低氧血症，肺泡 - 动脉血氧分压差 $[P(A-a)O_2]$ 增大。

2．心电图　可出现 $V_1 \sim V_4$ 导联的 T 波改变和 ST 段异常，部分病例可出现 $S_I Q_{III} T_{III}$ 征（即 I 导 S 波加深，III 导出现 Q/q 波及 T 波倒置）。

3．X 线胸片　可表现为区域性肺血管纹理变细、稀疏或消失，肺野局部片状阴影，尖端指向肺门的楔形阴影，肺不张，右下肺动脉干增宽或伴截断征，肺动脉段膨隆以及右心室扩大征，少至中等量胸腔积液征等。

4．超声心动图　可在右房或右室发现血栓。

5．血浆 D- 二聚体（D-dimer）测定　D- 二聚体对急性 PTE 有较大的排除诊断价值，若其含量低于 500 μg/L，可基本除外急性 PTE。

6．下肢深静脉检查　超声检查最简便。

（二）对疑诊病例进一步明确诊断

1．CT 肺动脉造影（CTPA）　直接征象为肺动脉内的低密度充盈缺损；间接征象包括肺野楔形密度增高影，条带状的高密度区或盘状肺不张。

2．放射性核素肺通气 / 血流灌注（V/Q）显像　典型征象是呈肺段分布的肺血流灌注缺损，并与通气显像不匹配。

3．磁共振成像或磁共振肺动脉造影（MRI/MRPA）　发现段以上肺动脉内栓子。

4．肺动脉造影　肺血管内造影剂充盈缺损。

（三）寻找 PTE 的成因和危险因素

1．明确有无 PTE。

2．寻找发生 DVT 和 PTE 的诱发因素　如制动、创伤、肿瘤、易栓塞倾向、家族史等。

（四）PTE 的临床分型

1．急性肺血栓栓塞症

（1）高危（大面积）PTE：临床上以休克和低血压为主要表现，即体循环动脉收缩压 < 90 mmHg，或较基础值下降幅度 ≥ 40 mmHg，持续 15 min 以上。此型患者病情变化快，预后差。

（2）中危（次大面积）PTE：血流动力学稳定，但存在右心功能不全和（或）心肌损伤。

（3）低危（非大面积）PTE：血流动力学稳定，无右心功能不全和心肌损伤。

2．慢性血栓栓塞性肺动脉高压　临床表现为呼吸困难、乏力、运动耐量下降。影像学检查示肺动脉阻塞、慢性血栓栓塞征象。右心导管检查示静息肺动脉平均压 > 25 mmHg。

【鉴别诊断】

1．冠心病　心绞痛时主要表现为发作性胸骨后疼痛，休息或含服硝酸甘油可缓解。急性心肌梗死时主要表现为严重而持久的胸痛。心电图特征性表现为病理性 Q 波，损伤性 ST 段抬高，缺血性 T 波倒置。血清肌酸磷酸激酶和乳酸脱氢酶升高。

2．肺炎　主要表现为畏寒、寒战、发热、胸痛、咳嗽、咳痰或痰中带血。血白细胞计数升高。X 线胸片早期肺纹增粗、模糊，以后可出现均匀性密度增高影。抗生素治疗有效。

3．主动脉夹层　多有高血压，疼痛较剧烈。X 线胸片常显示纵隔增宽，心血管超声和胸部 CT 造影可见主动脉夹层征象。

【治疗】

1．急性 PTE 的治疗

（1）一般处理：对高度疑诊或确诊 PTE 的患者，应进行严密监护，监测呼吸、心率、血压、静脉压、心电图及血气分析值的变化，绝对卧床，避免用力；可适当使用镇静剂、止痛剂；对于发热、咳嗽等症状可给予相应的对症治疗。

（2）呼吸、循环支持治疗：采用经鼻导管或面罩吸氧纠正低氧血症。对于出现右心功能不全并血压下降者，可应用多巴酚丁胺和多巴胺及去甲肾上腺素等。

（3）溶栓治疗：主要适用于高危 PTE 病例，无禁忌证的中危 PTE 病例可考虑使用。溶栓时间窗为 14 天以内，但近期有新发 PTE 时可适当延长。常用的溶栓药物有尿激酶（UK）、链激酶（SK）和重组组织型纤溶酶原激活剂（rtPA）。

（4）抗凝治疗：目前临床上应用的抗凝药物主要有普通肝素、低分子量肝素、磺达肝癸钠、华法林、达比加群、利伐沙班和阿加曲班。

（5）肺动脉导管碎解和抽吸血栓。

（6）肺动脉血栓摘除术：适用于经积极的保守治疗无效的紧急情况。

（7）放置腔静脉滤器：为防止下肢深静脉大块血栓再次脱落阻塞肺动脉，可于下腔静脉安装滤器。

2．慢性血栓栓塞性肺动脉高压的治疗

（1）口服华法林。

（2）肺动脉血栓内膜剥脱术。

（3）介入治疗：球囊扩张肺动脉成形术。

（4）存在反复下肢深静脉血栓脱落者，可放置下腔静脉滤器。

（5）使用抗肺动脉高压药物。

四、复习思考题

1．PTE 常见的临床表现是什么？

2．PTE 诊断要点有哪些？

3．PTE 治疗方案有哪些？

（陈菊屏）

第十节　呼吸衰竭

实习地点：呼吸与危重症医学科病房

学习学时：2 学时

一、实习目的

1．掌握慢性呼吸衰竭（简称呼衰，respiratory failure）的临床表现和处理原则。掌握呼吸衰竭时的血气分析改变、电解质紊乱、酸碱失衡的特点及意义。

2．熟悉呼吸衰竭缺氧、二氧化碳潴留的病因、发生机制和病理生理改变。

3．了解呼吸衰竭的分类。

二、实习重点

呼吸衰竭的治疗。

三、实习内容

【定义】

呼吸衰竭是各种原因引起的肺通气和（或）换气功能严重障碍，以致不能进行有效的气体交换，导致缺氧伴（或不伴）二氧化碳潴留，从而引起一系列生理功能和代谢紊乱的临床综合征。在大气压下，于静息条件下呼吸室内空气，并排除心内解剖分流和原发于心排血量降低等情况后，动脉血氧分压（PaO_2）低于 8 kPa（60 mmHg），或伴有二氧化碳分压（PaO_2）高于 6.65 kPa（50 mmHg），即为呼吸衰竭（简称呼衰）。

【询问病史】

1．相关的基础疾病　如慢性阻塞性肺疾病、支气管哮喘、矽肺、支气管扩张、肺纤维化、严重的肺结核，各种心脏疾病、胸廓及胸膜疾病、神经肌肉疾病等。

2．病因相关病史及临床表现　有无异物吸入，有无头或胸部外伤，有无镇静剂或其他药物、毒物使用，有无咳嗽、咳痰、咯血、胸痛及双下肢水肿，有无呼吸困难，有无端坐位呼吸或夜间阵发性呼吸困难，有无喘息，有无肢体活动障碍等。

3．呼吸衰竭相关的临床表现　有无烦躁、记忆力和（或）认知下降，睡眠倒错、嗜睡甚至昏迷，肌肉震颤、间隙性抽搐等神经系统表现；有无皮肤充血、温暖多汗、心率增快、搏动性头痛等循环系统表现；有无腹胀、食欲缺乏、消化道出血等胃肠功能、肝功能受损的临床表现。

【体格检查】

1．多有发绀及肺气肿体征，双肺叩诊呈过清音、桶状胸、肋间隙增宽等，双肺可闻及干、湿啰音。并发气胸者或大量胸腔积液者可有该侧减弱或呼吸音消失，叩诊呈鼓音或浊音。如为大叶性肺炎、肺不张或急性肺栓塞者可有肺实变体征。

2．有无心律失常、心界扩大或缩小、肝增大、肝 - 颈静脉回流征阳性及双下肢凹陷性水肿等体征，有无 P_2 亢进、剑突下心脏搏动。

3．神经系统体征　球结膜充血水肿、肌肉震颤、抽搐及扑翼样震颤、脑疝等表现，也可出现腱反射减弱或消失、锥体束征阳性。脑炎患者会出现脑膜刺激征等。

【辅助检查】

1．痰涂片及培养　多能发现革兰氏阴性杆菌、阳性球菌等。

2．X 线胸片或 CT　肺纹理增粗，肺气肿征或气胸，肺实变，肺不张、支气管扩张、肺毁损，肺大泡等。

3．血气分析　动脉血氧分压（PaO_2）< 60 mmHg（8.0 kPa）和（或）二氧化碳分压（$PaCO_2$）> 50 mmHg（6.67 kPa）。

4．肺功能　存在通气功能障碍和（或）换气功能障碍。

【诊断要点】

1．病史　慢性呼吸衰竭多在中年后起病，常有慢阻肺病史，有肺部感染、镇静剂及氧疗不当等诱因。急性呼吸衰竭患者常常有溺水、上气道异物堵塞、急性理化损害等病因。病情严重者可有神经精神症状，如头痛、兴奋、睡眠倒错及嗜睡、昏迷等。

2．体征　不同的病因可以表现为不同体征，临床上最常见的可有肺气肿征，双肺闻及干、湿啰音，P_2 亢进，剑突下心脏搏动明显，球结膜充血、水肿，脑疝及扑翼样震颤等。

3．辅助检查　单纯缺氧者，PaO_2 < 8 kPa 为 I 型呼衰，伴有二氧化碳潴留（$PaCO_2$ > 6.67 kPa）为 II 型呼衰。X 线胸片或 CT 可有肺气肿征，肺纹理粗乱、肺实变等。

【治疗】

1．去除诱发因素，治疗原发病。

2．保持呼吸道通畅

（1）清除气道内分泌物及异物。

（2）解痉平喘：患者有支气管痉挛需积极使用支气管扩张药物，可选用 β_2 肾上腺素受体激动剂、抗胆碱能药、糖皮质激素或茶碱类药物。

（3）人工气道：对咳嗽无力、神志不清者可建立人工气道，如气管插管、气管切开等。

3．氧疗

（1）吸氧浓度：Ⅱ型呼吸衰竭一般采用持续低流量吸氧，吸氧流量控制在 1～2 L/min。Ⅰ型呼吸衰竭采用较高浓度（＞35%）吸氧。

（2）吸氧装置：鼻导管或鼻塞吸氧、面罩吸氧、经鼻高流量吸氧。

4．正压机械通气与体外膜氧合　根据病情选用无创机械通气或有创机械通气。体外膜氧合（ECMO）是严重呼吸衰竭的终末支持方式。

5．控制感染　按有效、足量、联合、低毒的原则选用有效抗生素。

6．应用呼吸兴奋剂　对有通气不足者，可给予呼吸兴奋剂阿米三嗪，通过刺激颈动脉体和主动脉体的化学感受器兴奋呼吸中枢，多沙普仑对于镇静催眠药过量引起的呼吸抑制和慢阻肺并发的急性呼吸衰竭均有显著的呼吸兴奋效果。

7．支持疗法　纠正电解质紊乱、酸碱失衡，营养支持。预防和治疗肺动脉高压、肺源性心脏病、肺性脑病、肾功能不全、消化功能障碍和弥散性血管内凝血（DIC）。

四、复习思考题

1．呼吸衰竭时 O_2 缺乏和 CO_2 潴留产生的机制是什么？

2．呼吸衰竭时应用人工通气的指征是什么？

（王荣丽）

第二章　循环系统疾病

第一节　慢性心力衰竭

实习地点： 内科病房与示教室

实习学时： 3 学时

一、实习目的

1. 掌握心力衰竭（心衰）的临床类型、急慢性心衰的临床表现。
2. 掌握心力衰竭的诊断和鉴别诊断。
3. 掌握慢性收缩性及舒张性心衰的治疗方法，以及急性心力衰竭的抢救。
4. 熟悉心力衰竭的病因与诱因以及心力衰竭的病理生理特征。

二、实习重点

1. 心力衰竭的诊断与鉴别诊断。
2. 心力衰竭的治疗原则。

三、实习内容

【定义】

心力衰竭是由于心肌梗死、心肌病、血流动力学负荷过重、炎症等原因引起的心肌损伤，造成心肌结构和功能的变化，最后导致心室泵血或充盈功能低下。临床主要表现为呼吸困难、乏力和体液潴留。慢性心力衰竭（CHF）是指持续存在的心力衰竭状态，可以稳定、恶化或失代偿。

【询问病史】

1. 患者原有的心脏病史以及诱发心力衰竭的因素，如感染、心律失常、血容量增加、过度劳累或情绪激动、治疗不当或并发其他疾病等。

2．仔细询问有无左心衰竭的表现　劳累性呼吸困难、夜间阵发性呼吸困难、端坐呼吸等呼吸困难，咳嗽、咳痰、咯血等肺淤血的表现，以及乏力、疲倦、头昏、心慌等心排血量降低的表现。

3．询问有无右心衰竭的表现　腹胀、食欲缺乏、恶心、呕吐、水肿等体循环淤血表现。

【体格检查】

1．原有心脏病的体征。

2．左心衰竭的体征　①双肺部湿啰音；②心脏体征：除基础心脏病体征外，可有心衰相关体征，如心脏扩大、二尖瓣区反流性杂音、肺动脉瓣区第二心音亢进及舒张期奔马律等。

3．右心衰竭的体征

（1）双下肢水肿。

（2）肝 - 颈静脉回流征。

（3）肝大。

（4）心脏体征：可因右心室扩大出现三尖瓣反流杂音。

【辅助检查】

1．实验室检查

（1）利尿钠肽：是心衰诊断、鉴别诊断、风险评估的重要指标，临床常用脑钠肽（BNP）及 N 末端 BNP 前体（NT-proBNP）。因 BNP 特异性不高，注意与可致 BNP 升高的非心衰疾病鉴别。

（2）肌钙蛋白：心衰可引起肌钙蛋白升高，注意鉴别患者是否存在急性冠脉综合征。若与利尿钠肽两者同时升高，则是心衰预后不良的强力预测因子。

（3）常规检查：血尿常规、肝肾功能、血糖水平、血脂水平、电解质水平等。

2．心电图　了解是否有心律失常、心肌缺血等。

3．影像学检查

（1）X 线检查：是确诊左心衰竭、肺水肿的重要依据，可了解心脏形态及肺部疾病。

（2）超声心动图：评估各心腔大小、瓣膜结构、心脏功能和判断病因，是诊断心衰主要的检测方法。

（3）放射性核素检查：了解心腔大小和心脏功能。

（4）心脏磁共振：评估心室容积、心功能、室壁运动、心肌厚度，是否有心脏肿瘤及心包疾病等。

（5）冠状动脉造影：拟诊冠心病者可行冠状动脉造影，以明确病因。

4．有创性血流动力学检查　右心漂浮导管和脉搏指示连续心排血量（PiCCO）检测适用于急性危重症心衰患者。

【诊断与鉴别诊断】

（一）诊断

1．根据病史、症状、体征及辅助检查做出诊断。原有基础心脏病的证据及肺淤血与体循环淤血的症状和体征是诊断心力衰竭的重要依据。

2．心力衰竭的完整诊断包括病因学诊断、心功能评估及预后评估。

（二）鉴别诊断

1．支气管哮喘 支气管哮喘与心源性哮喘的鉴别见表2-1。

表2-1 心源性哮喘与支气管哮喘的鉴别

项目	心源性哮喘	支气管哮喘
病因	有基础心脏病。无过敏史，病程较短	过去有长期反复发作史，病程长
症状	多见于中年或老年患者，常出现夜间阵发性呼吸困难，每次持续时间短，痰为泡沫状，无色或粉红色	多从青少年起病，以冬春季节较多，每次持续时间长。发作前有咳嗽、胸闷、喷嚏等先兆
体征	有基础心脏病体征，常有奔马律	无心脏病体征，双肺布满哮鸣音
X线检查	左心增大，肺淤血 可见左心房、左心室扩大等改变	心脏正常，肺野清晰或有肺气肿征象、右心室肥大
BNP水平	升高	不升高

2．心包积液或缩窄性心包炎 有静脉压增高、颈静脉充盈或怒张、肝大、水肿和腹水等表现，与右心衰竭相似。但心脏搏动弱，心音遥远，心浊音界向两侧明显扩大，心尖冲动在心浊音界的内侧，心界随体位改变而改变，有奇脉。胸部 X 线透视时，肺野清晰，无淤血现象。超声心动图可显示心包积液的液性暗区。

3．肝硬化腹水伴下肢水肿 应与慢性右心衰竭鉴别，除基础心脏病体征有助于鉴别外，非心源性肝硬化者无颈静脉怒张等上腔静脉回流受阻的体征。

【治疗】

1．治疗原则

（1）去除病因和诱因。

（2）调节或稳定心衰代偿机制。

（3）缓解心功能异常。

2．一般治疗

（1）病因治疗：包括基本病因和诱发因素治疗。

（2）生活方式管理：体重管理、饮食管理、休息与活动。

（3）心理治疗。

3．利尿剂

（1）噻嗪类利尿剂：氢氯噻嗪（双氢克尿塞），轻度心衰者 25 mg 每周 2 次或隔日一次；重度心衰 75 ～ 100 mg/d，分 2 ～ 3 次口服，同时补充钾盐。

（2）袢利尿剂：呋塞米（速尿），为强效利尿剂，每日 20 ～ 80 mg，分 2 ～ 3 次口服；重度心衰可增至 100 mg，每日 2 次，必须注意补钾。

（3）保钾利尿剂：螺内酯（安体舒通）20 mg，每日 2 ～ 3 次；氨苯蝶啶每日 50 ～ 100 mg，分 2 次服用。该类药一般与排钾利尿药联合应用。

（4）AVP 受体拮抗剂：托伐普坦（tolvaptan），尤其适用于伴低钠血症心衰患者。

4．肾素 - 血管紧张素 - 醛固酮系统（RAAS）抑制剂

（1）血管紧张素转换酶抑制剂（ACEI）：贝那普利、培哚普利等，可缓解症状、改善心室重塑、延缓心衰进展、降低死亡率。

（2）血管紧张素受体拮抗剂（ARB）：心衰患者不能耐受 ACEI 者可换用 ARB。

（3）醛固酮受体拮抗剂：螺内酯、依普利酮等，能阻断醛固酮效应、抑制心室重塑、改善心衰的远期预后。

5．β 受体阻断药　经循证医学验证的 β 受体阻断药包括美托洛尔、比索洛尔和卡维地洛等。所有病情稳定并无禁忌证的心功能不全患者一经诊断应立即从小剂量开始服用 β 受体阻断药，逐渐增加达最大耐受剂量并长期维持。

6．正性肌力药

（1）洋地黄类的应用见表 2-2，要注意洋地黄中毒，了解其处理方式。

表2-2　洋地黄类的应用

药物	给药途径	作用时间				给药方法
		开始	高峰	持续	消失	
地高辛	口服	1～2 h	4～12 h	1～2 d	3～6 d	每日 0.125～0.25 mg，起始并维持首剂 0.25～0.5 mg，4～6 h 后可再注射 0.25 mg
毛花苷 C	静脉	10 min	1～2 h	1～2 d	3～6 d	首剂 0.4～0.8 mg，2～4 h 后可酌情注射 0.2～0.4 mg
毒毛花苷 K	静脉	5 min	1 h	1～2 d	2～3 d	首剂 0.25 mg，必要时可在 2 h 后再注射 0.125 mg

（2）非洋地类正性肌力药

1）磷酸二酯酶抑制剂：米力农、氨力农等。

2）扩血管药

7．进展中的抗心力衰竭药物

（1）人重组脑钠肽（rhBNP）：奈西立肽。

（2）钙增敏剂：左西孟旦（levosimendan）。

（3）If 通道阻断药：伊伐布雷定（ivabradine）。

（4）血管紧张素受体脑啡肽酶抑制剂（ARNI）：沙库巴曲缬沙坦。

（5）钠 - 葡萄糖耦联转运体 2（SGLT2）抑制剂：达格列净、恩格列净。

8．非药物治疗

（1）心脏再同步化治疗（CRT）：适用于优化药物治疗后左心室射血分数（EF）≤35%，窦性心律，QRS 间期 ≥ 150 ms，完全性 LBBB 患者。

（2）左心室辅助装置（LVAD）：适用于准备心脏移植术患者等待供体的过渡治疗。

（3）心脏移植术：适用于终末期顽固性心衰患者的最终治疗。

四、复习思考题

1．心力衰竭有哪些临床表现？
2．左心衰竭与支气管哮喘如何鉴别？
3．简述洋地黄制剂的适应证及其中毒的表现与处理。
4．ACEI 治疗心力衰竭的作用机制是什么？
5．心力衰竭治疗原则与方法有哪些？
6．心力衰竭有哪些临床类型？

（李家富）

第二节　心律失常

实习地点：心内科病房或示教室

实习学时：3 学时

一、实习目的

1．掌握常见心律失常的临床表现、心电图特征、治疗方法。
2．了解常用抗心律失常药物的分类及适应证。

二、实习重点

1．室性期前收缩、室性心动过速的临床与心电图表现及治疗。
2．阵发性室上性心动过速的临床与心电图表现及治疗。
3．心房颤动的临床与心电图表现及治疗。
4．病态窦房结综合征和房室传导阻滞的临床与心电图表现和治疗。

三、实习内容

【定义】
　　心律失常（cadiac arrhymia）是指心脏冲动的频率、节律、起源部位、传导速度或激动次序的异常。

【询问病史】

1．器质性心脏病病史。

2．心律失常发作的诱因、临床表现、持续时间、缓解方式。

3．伴随症状及对患者造成的影响与后果。

4．院外诊断及治疗过程，效果如何。

【体格检查】

1．基础疾病的体征。

2．注意心脏大小、心率、心律、心音等变化情况。

【辅助检查】

1．心电图　识别病态窦房结综合征、期前收缩、心动过速、心房颤动、预激综合征、房室传导阻滞的心电图特征。

2．动态心电图、心电图运动负荷试验、食管心电图等。

3．临床心脏电生理检查　心腔内心脏电生理检查。

4．三维心脏电生理标测及导航系统。

5．其他检查　如 X 线、超声心动图等，查明与心律失常同时存在的心脏形态与心功能变化。

【诊断】

1．心悸、黑矇、晕厥等有关病史。

2．心律失常的体征　查体有无心率、心律等变化。

3．心电图改变　根据具体心电图变化判别心律失常类型。

【治疗】

1．祛除病因或诱因。

2．药物治疗

（1） Ⅰ类：阻滞快钠通道：①ⅠA 类：减慢动作电位 0 相上升速度（V_{max}），延长动作电位时程，如奎尼丁、普鲁卡因胺、丙吡胺。②ⅠB 类：缩短动作电位时程，如利多卡因、美西律、苯妥英钠。③ⅠC 类：减慢 V_{max}，减慢传导与轻微延长动作电位时程，如普罗帕酮、氟卡尼、恩卡尼等。

（2） Ⅱ类：阻断 β 肾上腺素能受体，如美托洛尔、阿替洛尔、比索洛尔等。

（3） Ⅲ类：阻滞钾通道与延长复极，如胺碘酮、索他洛尔、屈奈达隆、多非利特等。

（4） Ⅳ类：阻滞慢钙通道，如维拉帕米、地尔硫䓬等。

上述药物中，ⅠB 类主要用于室性心律失常，其他药物作用较广泛。

3．心脏电复律　是用电能来使异位快速心律失常转复为窦性心律的方法。心室颤动（室颤）、心室扑动（室扑）、心房颤动（房颤）和心房扑动（房扑）血流动力学不稳定者可首选本法。室性心动过速和室上性心动过速宜先用药物治疗，无效或伴有显著血流动力学障碍时再应用本法。

4．人工心脏起搏　是通过人工心脏起搏器发放脉冲电流刺激心脏，以带动心搏的治疗方法。适应证：①心脏传导阻滞：二度Ⅱ型房室传导阻滞、完全性房室传导阻滞、双侧束支和三分支传导阻滞，伴有心动过缓引起的症状，尤其是阿 - 斯（Adams-Stokes）综合征发作或心力衰竭者。②病态窦房结综合征：心率极慢引起心力衰竭、黑矇、晕厥或心绞痛等症状，或有心动过缓，心动过速综合征者。③反复发作的颈动脉窦性晕厥和心室停顿。④异位快速心律失常药物治疗无效者。⑤外科手术前后的"保护性"应用。

　　5．心导管消融治疗　　是通过导管头端电极释放射频电流，在导管头端与局部心肌心内膜间转化成为热能，使特定的局部心肌组织变性、坏死，以达到改变该部位心肌自律性和传导性，从而达到治疗心律失常的目的。适应证：①症状性局灶性房性心动过速（房速）；②发作频繁、心室率不易控制的房扑；③发作频繁、症状明显的房颤；④预激综合征合并阵发性房颤和快速心室率；⑤房室结折返及房室折返性心动过速；⑥症状明显或药物治疗效果不佳或不明原因左心室功能障碍的频发室性期前收缩（大于 10 000 次 /24 小时）；⑦无器质性心脏病证据的室性心动过速（特发性室性心动过速）呈反复发作或合并有心肌病或血流动力学不稳定；⑧发作频繁和（或）症状重、药物预防发作效果差的合并器质性心脏病的室速，多作为 ICD 的补充治疗。

四、复习思考题

　　1．常见心律失常在心电图上如何诊断？
　　2．抗心律失常的药物分类与适应证是什么？
　　3．心律失常介入治疗的适应证是什么？

（钟　毅）

第三节　原发性高血压

实习地点：内科病房或示教室

实习学时：3 学时

一、实习目的

　　1．掌握原发性高血压的诊断标准、临床表现和治疗方法。
　　2．熟悉原发性高血压的鉴别诊断、危险度分层的识别与处理。
　　3．了解原发性高血压流行病学情况、发病因素及发病机制。

二、实习重点

　　1．原发性高血压的诊断和鉴别诊断。

2．原发性高血压的基本治疗方法。

三、实习内容

【定义】

原发性高血压（essential hypertension）是心脑血管疾病最重要的危险因素，基于目前的医学发展水平和检查手段，能够发现导致血压升高的确切病因，称为继发性高血压；反之，不能发现导致血压升高的确切病因，则称为原发性高血压。

【询问病史】

1．发病时间与诱因。

2．一般症状　常有头晕、头痛、颈项部紧张、疲乏、心悸等。

3．并发症症状

（1）心：心力衰竭、冠心病等。

（2）脑：脑出血、脑梗死、短暂性脑缺血发作等。

（3）肾：慢性肾功能衰竭等。

（4）血管：主动脉夹层。

4．吸烟史，高脂血症、糖尿病、心血管病家族史（家族成员发病年龄女性＜65岁，男性＜55岁）。

5．家族史　父母、兄弟、姊妹有无高血压病史。

【体格检查】

1．测量血压　通常测量右上肢，必要时同时测量双上肢及双下肢血压。血压水平的定义和分类，按照《中国高血压防治指南（2018年）修订版)》制定（表2-3）。

表2-3　血压水平分类和定义（mmHg）

分类	收缩压		舒张压
正常血压	＜120	和	＜80
正常高值血压	120～139	和（或）	80～89
高血压	≥140	和（或）	≥90
1级高血压（轻度）	140～159	和（或）	90～99
2级高血压（中度）	160～179	和（或）	100～109
3级高血压（重度）	≥180	和（或）	≥110
单纯收缩期高血压	≥140	和	＜90

2．高血压体征一般较少，可有主动脉瓣区第二心音亢进、收缩期杂音。注意有无心尖抬举样搏动、心界向左下扩大等体征。

3．注意颈动脉、上下肢动脉搏动情况，颈或腹部有无血管杂音，腹主动脉搏动情况。

4．注意腹部有无肿块以及肾的情况等。

5．检查眼底　通常采用 Keith-Wagener 分级法。Ⅰ级：视网膜动脉变细。Ⅱ级：视网膜动脉狭窄，动静脉交叉压迫。Ⅲ级：眼底出现棉絮状渗出。Ⅳ级：出血或渗出物伴有视神经乳头水肿，是高血压的并发症。

【辅助检查】

1．常规实验室检查　血常规检查、尿液分析、肾功能检查、心电图、血脂和血糖水平测定。

2．其他检查　X 线检查、超声心动图、尿微量蛋白测定、口服葡萄糖耐量试验（OGTT）及胰岛素释放试验。

3．动态血压监测（ABPM）　了解血压升高的规律及程度，观察降压治疗效果。

【诊断与鉴别诊断】

（一）诊断

1．原发性高血压的诊断　非同日测量 3 次血压均≥ 140/90 mmHg，排除继发性高血压。

2．高血压的分级　参见表 2-3。

3．高血压的危险度分层

（1）低危组：1 级高血压无危险因素 [如糖尿病、吸烟、血脂异常、肥胖、早发心血管病家族史、年龄＞ 55 岁（男）、年龄＞ 65 岁（女）]。

（2）中危组：① 1、2 级高血压有 1 ～ 2 项危险因素。② 2 级高血压无危险因素。

（3）高危组：① 1、2 级高血压有 3 项以上危险因素。② 3 级高血压无危险因素。

（4）很高危组：① 1、2 级高血压有心脑肾损害及相关临床表现。② 3 级高血压有 1 项以上危险因素。

（二）鉴别诊断

1．肾性高血压　多有肾病史，常有小便异常及肾功能改变。

2．内分泌性高血压　常见于嗜铬细胞瘤、原发性醛固酮增多症等。前者血压上升常呈阵发性，血、尿中儿茶酚胺及其代谢产物升高。后者血压常呈轻中度上升，肾上腺超声和 CT 检查可发现肿瘤或增生。

3．大动脉疾病　有上肢或下肢脉搏减弱或消失，血管造影可见血管狭窄。

【治疗】

1．非药物治疗　适用于各型高血压患者，主要措施为限制钠盐摄入、戒烟、减重、适当运动等。

2．药物治疗　常用降压药物有以下 5 类。

（1）利尿剂：氢氯噻嗪 12.5 ～ 25 mg，1 ～ 2 次 / 日。氯噻酮 25 ～ 50 mg，1 次 / 日。吲达帕胺 1.25 ～ 2.5 mg，1 次 / 日。呋塞米 20 ～ 40 mg，1 ～ 2 次 / 日。

（2）β 受体阻断药：阿替洛尔 50 ～ 100 mg，1 次 / 日。倍他洛尔 10 ～ 20 mg，1 次 / 日。比索洛尔 5 ～ 10 mg，1 次 / 日。卡维地洛 12.5 ～ 25 mg，1 ～ 2 次 / 日。拉贝洛尔 100 mg，2 ～ 3 次 / 日。普萘洛尔 10 ～ 20 mg，2 ～ 3 次 / 日。美托洛尔 25 ～ 50 mg，1 ～ 2 次 / 日。

（3）血管紧张素转换酶抑制剂（ACEI）：卡托普利 12.5 ～ 50 mg，2 ～ 3 次 / 日。依那普利 5 ～ 10 mg，2 次 / 日。贝那普利 10 ～ 20 mg，1 次 / 日。培哚普利 4 ～ 8 mg，1 次 / 日。福辛普利 10 ～ 20 mg，1 次 / 日。西拉普利 2.5 ～ 5 mg，1 次 / 日。

（4）钙通道阻断药（CCB）：硝苯地平控释剂 30 ～ 60 mg，1 次 / 日。地尔硫草缓释剂 90 ～ 180 mg，1 次 / 日。尼群地平 10 mg，2 次 / 日。非洛地平 2.5 ～ 10 mg，1 次 / 日。氨氯地平 5 ～ 10 mg，1 次 / 日。拉西地平 4 ～ 6 mg，1 次 / 日。左旋氨氯地平 1.25 ～ 5 mg，1 次 / 日等。

（5）血管紧张素 Ⅱ 受体拮抗剂：氯沙坦 25 ～ 100 mg，1 次 / 日。缬沙坦 80 mg，1 次 / 日。伊贝沙坦 150 mg，1 次 / 日。厄贝沙坦 150 ～ 300 mg，1 次 / 日。坎地沙坦 4 ～ 16 mg，1 次 / 日等。

当一种首选药物疗效不满意时，可增加剂量或者加用第二种药物，或更换另一类药物，通常需要终身治疗。

3．降压药物的选择　降压药物应遵循以下 4 项原则，即小剂量开始，优先选择长效制剂，联合用药及个体化。我国临床主要推荐应用优化联合治疗方案：① ACEI/ARB+ 二氢吡啶类 CCB。② ARB/ACEI+ 噻嗪类利尿剂。③二氢吡啶类 CCB+ 噻嗪类利尿剂。④二氢吡啶类 CCB+β 受体阻断药。

4．降压目标　一般情况应降至 140/90 mmHg 以下。合并糖尿病或肾脏病变者应降 130/80 mmHg 以下。

四、复习思考题

1．血压水平的定义和分类标准是什么？

2．高血压的危险因素有哪些？怎样进行危险度分层？

3．高血压易并发哪些器官损害？

4．常用降压药物有哪几类？

5．降压药物的选择应遵循哪些原则？应达到何种降压目标？

（李家富）

第四节　冠 心 病

实习地点：内科病房与示教室

实习时间：3 学时

一、实习目的

1．掌握心绞痛的发作特点、鉴别诊断和治疗原则。

2．掌握心肌梗死的临床表现、心电图及心肌酶学变化特征、治疗原则。

3．熟悉冠心病临床分型。

二、实习重点

1．心绞痛临床表现、分型、鉴别诊断和治疗原则。

2．急性心肌梗死的临床表现、心电图与心肌酶学变化特征和治疗原则。

三、实习内容

稳定型心绞痛

【定义】

稳定型心绞痛（stable angina pectoris，SAP）是指某种因素引起冠状动脉供血不足，发生急剧、暂时的心肌缺血缺氧，引起阵发性、持续时间短暂、休息或使用硝酸酯制剂后缓解的前胸压榨性疼痛为主要临床性的综合征。

【询问病史】

1．疼痛的性质及部位。

2．发作时的诱因。

3．发作持续时间与缓解方式。

4．有无高血压、糖尿病及高脂血症等相关疾病，有无冠心病家族史等。

【体格检查】

发作时可伴有心率、血压改变，部分患者可有第三心音、第四心音或暂时性心尖部收缩期杂音。

【辅助检查】

1．心电图　心绞痛发作时可有 ST 段改变，T 波平坦或倒置。还可以做心电图运动负荷试验、心电图连续动态监测。

2．放射性核素检查　^{201}Tl 心肌显像或兼做心电图运动负荷试验。

3．冠状动脉造影。

4．多层螺旋 CT 冠状动脉成像（CTA）。

【诊断与鉴别诊断】

1．诊断　据心绞痛的典型发作特点及缓解方式，结合冠心病危险因素与心电图变化可诊断。

2．鉴别诊断　心绞痛应注意和心脏神经症、急性冠脉综合征及其他疾病引起的心绞痛鉴别（主动脉瓣狭窄或关闭不全、梗阻性肥厚型心肌病、风湿性冠状动脉炎等）。不典型疼痛还需与食管病变、消化性溃疡、膈疝、颈椎病等鉴别。

【治疗】

1．治疗原则　改善冠状动脉血供和减轻心肌耗氧，同时治疗动脉粥样硬化，预防心肌梗死。

2．心绞痛发作时治疗

（1）休息：发作时立刻休息。

（2）硝酸酯类药物

1）硝酸甘油：0.5 mg 舌下含服，1 ～ 2 分钟开始起效，约半小时后药效消失。

2）硝酸异山梨酯：5 ～ 10 mg 舌下含服，2 ～ 5 分钟见效，作用持续 2 ～ 3 小时。

3．缓解期治疗

（1）避免各种诱发因素：过饱、过劳、烟酒、精神负担、过度体力活动。

（2）药物治疗

1）硝酸甘油制剂：常用单硝酸异山梨酯缓释片（40 ～ 60 mg，每日 1 次，口服）。

2）β 受体阻断药：常用美托洛尔普通片（25 ～ 100 mg，每日 2 次，口服）、美托洛尔缓释片（47.5 ～ 190 mg，每日 1 次，口服）和比索洛尔（5 ～ 10 mg，每日 1 次，口服）。

3）钙通道阻断药：常用有硝苯地平控释片（30 mg，每日 1 次）、地尔硫䓬普通片（30 ～ 60 mg，每日 3 次，口服）、地尔硫䓬缓释片（90 mg，每日 1 次，口服），以及维拉帕米、氨氯地平等。

4）预防心肌梗死、改善预后的药：阿司匹林、氯吡格雷、β 受体阻断药、他汀类药物、PCSK9 抑制剂等。

（3）血管重建治疗：①经皮冠状动脉介入治疗；②冠状动脉旁路移植术。

急性 ST 段抬高型心肌梗死

【定义】

急性 ST 段抬高型心肌梗死是指急性心肌缺血性坏死，大多是在冠脉病变的基础上，发生冠脉血供急剧减少或中断，使相应的心肌严重而持久地急性缺血所致。

【询问病史】

1．胸痛的性质及伴随症状。

2．有无心源性休克发生。

3．有无严重的心律失常。

4．有无心功能不全。

【体格检查】

1．血压大多有不同程度下降。

2．心尖区第一心音减弱，可有心包摩擦音及各种心律失常，可有心脏轻至中度增大及心尖部收缩期杂音。

【辅助检查】

1．心电图　特征性改变（有 Q 波心肌梗死）：① ST 段弓背向上抬高；②宽而深的病理性 Q 波；③ T 波倒置。动态演变：①起病数小时内，可无异常或出现高大 T 波。②数小时后，ST 段呈弓背向上抬高。数小时至 2 天内出现病理性 Q 波，为急性期改变，70% ～ 80% 的病理性 Q 波永久存在。③ ST 段抬高持续数日至两周左右，逐渐回到基线水平，T 波平坦或倒置，为亚急性期；④数周至数月后，T波呈V形倒置，为慢性期。心肌梗死的心电图定位诊断见表2-4。

表2-4 心肌梗死的心电图定位诊断

导联	前间隔	局限前壁	前侧壁	广泛前壁	下壁	下间壁	下侧壁	高侧壁	下后壁
V_1	+			+		+			
V_2	+			+		+			
V_3	+	+		+		+			
V_4		+		+					
V_5		+	+					+	
V_6			+					+	
V_7			+					+	+
V_8									+
aVR									
aVL		±	+	±	−	−	−	+	
aVF					+	+	+	−	
I		±	+	±	−	−	−	+	
II					+	+	+		
III					+	+	+	−	

2. 血清心肌坏死标志物 ①肌红蛋白；②肌钙蛋白（cTnI、cTnT）；③肌酸激酶同工酶（CK-MB）。

3. 放射性核素检查 静脉注射 ^{99m}Tc 焦磷酸盐或 ^{111}ln 抗肌凝蛋白单克隆抗体，进行"热点"扫描；静脉注射 ^{201}Tl 或 ^{99m}Tc 甲氧基异丁基异腈（MIBI）进行"冷点"扫描，均可显示心肌梗死的部位和范围。

4. 超声心动图。

【诊断与鉴别诊断】

（一）诊断

根据典型的临床表现，特征性心电图及心肌酶学动态变化即可诊断。

（二）鉴别诊断

1. 心绞痛 鉴别诊断要点见表2-5。

表2-5　心绞痛和急性心肌梗死的鉴别诊断要点

鉴别要点	心绞痛	急性心肌梗死
疼痛		
性质	压榨性或窒息性	相似，但更剧烈
时限	短，1 ~ 5 min 或 15 min 以内	长，数小时或 1 ~ 2 天
硝酸甘油治疗后	显著缓解	作用较差
血压	升高或无显著改变	常降低，甚至发生休克
坏死物质吸收的表现		
发热	无	常有
血液白细胞增加	无	常有
血清心肌酶增高	无	常有
心电图变化	无变化或暂时性 ST 段和 T 波变化	有特征性和动态性变化
心肌坏死标志物	无	增高

2．急性心包炎　急性非特异性心包炎可有较剧烈而持久的心前区疼痛。心包炎的疼痛与发热同时出现，呼吸和咳嗽时加重，早期即有心包摩擦音，全身症状一般不如心肌梗死严重。心电图除 aVR 外，其余导联均有 ST 段弓背向下的抬高，T 波倒置，无异常 Q 波出现。

3．急性肺动脉栓塞　可发生胸痛、咯血、呼吸困难和休克；有右心负荷急剧增加的表现，如发绀、肺动脉瓣区第二心音亢进、颈静脉充盈、肝大、下肢水肿等。心电图示 I 导联 S 波加深，III 导联 Q 波显著、T 波倒置，胸导联过渡区左移，右胸导联 T 波倒置等改变。X 线胸片可显示肺动脉阻塞征象可资鉴别。

4．急腹症　急性胰腺炎、消化性溃疡穿孔、急性胆囊炎、胆石症等均有上腹部疼痛，可伴休克。仔细询问病史、做体格检查、心电图检查和血清心肌酶测定可协助鉴别。

5．主动脉夹层　胸痛一开始即达高峰，常放射到背、肋、腹、腰和下肢，两上肢的血压和脉搏可有明显差别，下肢暂时性瘫痪、偏瘫和主动脉瓣关闭不全的表现等可资鉴别。二维超声心动图检查、X 线或磁共振显像有助于诊断。

【治疗】

1．治疗原则　尽快恢复心肌的血液灌注（到达医院后 30 分钟内开始溶栓或 90 分钟内开始介入治疗）以挽救濒死心肌、防止梗死扩大或缩小心肌缺血范围，保护和维持心脏功能，及时处理严重心律失常、泵衰竭和各种并发症，防止猝死，使患者不但能度过急性期，且康复后还能保持尽可能多的有功能的心肌。

2．治疗方法

（1）监护和一般治疗：休息、镇静、吸氧、监测生命体征等。

（2）缓解疼痛：吗啡、哌替啶、硝酸酯类药、β 受体阻断药。

（3）抗血小板治疗。

（4）抗凝治疗。

（5）再灌注心肌治疗。

1）经皮冠状动脉介入治疗。

2）溶栓治疗（无条件介入治疗或患者就诊延误，可接诊患者 30 分钟内行本法）。

适应证：①两个或两个以上相邻导联 ST 段抬高（胸导联 ≥ 0.2 mV，肢导联 ≥ 0.1 mV），或病史提示急性心肌梗死伴左束支传导阻滞，起病时间 < 12 小时，患者年龄 < 75 岁；② ST 段显著抬高的心肌梗死患者，年龄大于 75 岁，经慎重权衡利弊仍可考虑；③ ST 段抬高型心肌梗死（STEMI），发病时间已达 12 ~ 24 小时，但如仍有进行性缺血性胸痛、广泛 ST 段抬高者也可考虑。

溶栓药物包括：①链激酶：皮试阴性后，60 分钟内静滴 150 万 U，冠脉内给药总量 25 万 ~ 40 万 U。②尿激酶：30 分钟内静脉滴注 100 万 ~ 150 万 U，冠脉内给药总量 50 万 U 左右。③ rt-PA：90 分钟内先静脉注射 15 mg，然后静脉滴注 85 mg，冠脉内给药药量减半。

溶栓疗效判断：①临床评价标准：心电图抬高的 ST 段于 2 小时内回降 > 50%，胸痛 2 小时内基本消失，2 小时内出现再灌注心律失常，血清 CK-MB 酶峰值提前（14 小时内）。②冠脉造影显示冠脉再通 [心肌梗死溶栓治疗（TIMI）分级达到 2 ~ 3 级者表明血管再通]。

（6）纠正心律失常：一旦发现室性期前收缩或室速立即静脉注射利多卡因 50 ~ 100 mg，每 5 ~ 10 分钟一次，直至有效或总量达 300 mg，继以 1 ~ 3 mg/min 的速度静滴维持。发生室颤应立即电除颤。缓慢心律失常可用阿托品或人工心脏起搏器做临时起搏。

（7）控制休克：根据血流动力学指标（中心静脉压、肺小动脉楔压）补充血容量，应用升压药和血管扩张剂。

（8）其他治疗：β 受体阻断药、血管紧张素转换酶抑制剂治疗，抗心力衰竭治疗，极化液注射等。

（9）并发症治疗。

（10）恢复期治疗。

（11）右心室心肌梗死的处理：纠正低血压、扩大血容量。

四、复习思考题

1. 试述心绞痛、急性心肌梗死的病理生理、临床表现诊断与鉴别诊断。

2. 试述急性心肌梗死的心电图特征。

3. 试述急性心肌梗死溶栓治疗适应证、方法及疗效判断。

（钟　毅）

第五节　心脏瓣膜病

实习地点： 内科病房与示教室

实习学时： 3 学时

一、实习目的

1．掌握心脏二尖瓣、主动脉瓣病变的临床表现、诊断及鉴别诊断、治疗方法。
2．熟悉本病病因及常见并发症。
3．了解本病介入治疗、手术治疗的适应证。

二、实习重点

1．心脏瓣膜病的临床表现、诊断和治疗原则。
2．心脏瓣膜病并发症的治疗。

三、实习内容

【定义】
心脏瓣膜病（valvular heart disease）是由多种原因引起的心脏瓣膜狭窄或（和）关闭不全所致的心脏疾病。

【询问病史】
1．有无风湿热病史，有无反复的溶血性链球菌感染的病史，如扁桃体炎、猩红热、关节炎等。
2．有无呼吸困难、咳嗽、咯血、水肿、心绞痛、晕厥等。
3．是否有栓塞史，如脑栓塞史，或者四肢、脾、肾和肠系膜等动脉栓塞史。来源于右心房的栓子可致肺栓塞。

【体格检查】
1．二尖瓣狭窄
（1）视诊：二尖瓣面容，心尖冲动向左移位，搏动范围较局限。
（2）触诊：心尖区可触及舒张期震颤。
（3）叩诊：心界向左扩大，呈梨形心。
（4）听诊：心尖区有舒张中晚期低调递增性隆隆样杂音，左侧卧位更清楚；心尖区第一心音亢进，可听到二尖瓣开放拍击音；部分患者可伴有房颤（心音强弱不等、快慢不均）。

伴肺动脉高压时肺动脉瓣区第二心音亢进，肺动脉瓣区可有舒张期递减性杂音（Graham Stell 杂音）以及三尖瓣区全收缩期杂音。

2．二尖瓣关闭不全

（1）视诊：心尖搏动向左下移位，搏动较弥散。

（2）触诊：可有抬举样心尖搏动。

（3）叩诊：心浊音界向左下扩大。

（4）听诊：心尖区Ⅲ级以上全收缩期杂音；向左腋下传导；第一心音减弱，可被掩盖；肺动脉瓣区第二心音亢进或有分裂。

3．主动脉瓣关闭不全

（1）视诊：可见头随心搏摆动，心尖搏动向左下移位，搏动弥散。

（2）触诊：心尖呈抬举样搏动。

（3）叩诊：心界向左下扩大，呈靴形心。

（4）听诊：主动脉瓣区第二心音减弱或消失；主动脉瓣区或主动脉瓣副区有舒张早期或全舒张期叹气样递减性杂音，向心尖传导，患者坐位前倾时明显；心尖区可出现柔和低调舒张期隆隆样杂音（Austin Flint 杂音）。

（5）周围血管征：点头征、水冲脉、枪击音及毛细血管搏动征。

4．主动脉瓣狭窄

（1）视诊：心尖搏动增强。

（2）触诊：主动脉瓣有收缩期震颤，心尖部抬举样搏动。

（3）叩诊：心界向左下扩大。

（4）听诊：主动脉瓣区可闻及 3 级以上喷射性收缩期杂音，主动脉瓣区第二心音减弱。

（5）其他：收缩压降低、脉压减小、脉搏弱。

【辅助检查】

1．X 线检查

（1）二尖瓣狭窄：梨形心，左心房、右心室增大，可有肺动脉段突出。存在肺淤血的迹象，如克利 B（Kerley B）线，典型表现为肺门蝶翼状。

（2）主动脉关闭不全，靴形心，左心室增大，心腰凹陷。常有肺淤血和肺水肿征象。

（3）二尖瓣关闭不全及主动脉狭窄：左心室增大，心衰时伴有肺淤血和肺水肿征象。

2．超声心动图检查

（1）二尖瓣狭窄：见"城墙波"，二尖瓣前后呈同向运动，左心房及右心室内径增大。

（2）二尖瓣关闭不全：左心房增大，左心室内径增大，左心房内可见血液反流频谱。

（3）主动脉瓣关闭不全：左心室内径增大，左心室流出道增宽，主动脉内径增宽，主动脉关闭呈双线。多普勒超声可见主动脉瓣下方舒张期湍流，二尖瓣前叶舒张期纤细搏动。

（4）主动脉瓣狭窄：主动脉瓣口开放受限，瓣膜增厚，左心室肥厚。

【并发症】

1．充血性心力衰竭。

2．急性肺水肿。

3．心律失常。

54 内科学实习指导

4．感染性心内膜炎。

5．呼吸道感染。

6．栓塞。

【诊断】

1．病因诊断

2．病理解剖诊断

（1）二尖瓣狭窄：心尖区闻及舒张期隆隆样杂音伴左心房增大，结合 X 线检查与超声心动图即可诊断。应注意与其他疾病产生的心尖区舒张期隆隆样杂音相鉴别，如左向右分流的先天性心血管病（先心病）与高动力循环（甲亢、贫血）时二尖瓣区可有短促的舒张中期隆隆样杂音，严重主动脉瓣关闭不全时有 Austin-Flint 杂音，左心房黏液瘤时有随体位改变的舒张期杂音。

（2）二尖瓣关闭不全：心尖区闻及Ⅲ级以上收缩期杂音，伴左心房、左心室增大，结合 X 线片与超声心动图即可诊断。注意与下列产生收缩期杂音的疾病鉴别，如二尖瓣脱垂、心肌缺血或急性心肌梗死可致乳头肌功能不全，感染性心内膜炎因左心室增大可致相对性二尖瓣关闭不全，胸骨左缘的功能性收缩期喷射性杂音以及室间隔缺损与三尖瓣关闭不全的收缩期杂音。

（3）主动脉瓣关闭不全：主动脉区或主动脉瓣副区听到舒张早期叹气样杂音，伴有左心室增大，结合 X 线检查与超声心动图即可诊断，应与严重肺动脉高压伴肺动脉瓣相对性关闭不全的 Graham-Stell 杂音和梅毒性心脏病的于胸骨右缘第 2 肋间的舒张期吹风样杂音鉴别。

（4）主动脉瓣狭窄：主动脉瓣区Ⅲ级以上收缩期喷射样杂音伴收缩期震颤，结合 X 线检查与超声心动图诊断可成立，应注意与其他左心室流出道梗阻性疾病，如梗阻性肥厚型心肌病、先天性主动脉瓣上和瓣下狭窄出现的收缩期杂音相鉴别。

【治疗】

1．病因治疗。

2．治疗并发症　充血性心力衰竭、急性肺水肿、心律失常、心内膜炎、呼吸道感染及栓塞等。

3．介入治疗　经皮二尖瓣球囊成形术、经皮主动脉球囊成形术、经皮主动脉置换术等。

4．手术治疗　人工瓣膜替换术及二尖瓣分离术等。

四、复习思考题

1．试述常见心脏瓣膜病的病理生理及临床表现与鉴别诊断。

2．试述常见瓣膜病的超声心动图特征。

3．试述经皮二尖瓣球囊成形术的适应证。

（李家富　范运斌）

第六节 感染性心内膜炎

实习地点： 内科病房及示教室

实习学时： 3 学时

一、实习目的

1. 掌握感染性心内膜炎的临床表现、诊断及治疗。
2. 熟悉感染性心内膜炎病因。
3. 了解感染性心内膜炎发病机制和病理。

二、实习重点

亚急性感染性心内膜炎的临床表现、诊断及治疗。

三、实习内容

【定义】

感染性心内膜炎（infective endocarditis，IE）是由病原微生物循血行途径引起心内膜、心瓣膜或邻近大动脉内膜的感染，伴赘生物的形成。

【病因】

急性者多为金黄色葡萄球菌感染，亚急性者最常见为草绿色链球菌感染，其次为肠球菌。

【询问病史】

1. 心脏病史、手术、器械操作及药瘾等病史情况。
2. 全身感染症状 发热，寒战，头、背肌肉、关节疼痛等。

【体格检查】

1. 85% 可出现心脏病杂音，或出现新的杂音。
2. 周围血管体征 少见，如皮肤黏膜瘀点、罗特（Roth）斑、奥斯勒（Osler）结节、詹韦（Janeway）损害等。
3. 贫血 多为轻、中度，为非特异性症状。
4. 10% ~ 40% 的患者可出现脾大。

【辅助检查】

1. 血常规 红细胞沉降率升高，急性者常有白细胞升高。
2. 血培养 反复多次采血培养可发现病原菌，急性者多为金黄色葡萄球菌，亚急性者最常见为草绿色链球菌。

3．超声心动图　发现心脏瓣膜赘生物。

【并发症】

1．心脏　可并发心力衰竭、心肌脓肿、急性心肌梗死、心包炎、心肌炎。

2．细菌性动脉瘤　多见于亚急性感染性心内膜炎患者。

3．转移性脓肿　多见于急性感染性心内膜炎患者。

4．神经系统　可出现脑栓塞、脑细菌性动脉瘤、脑出血、中毒性脑病、脑脓肿、化脓性脑膜炎等。

5．肾　可出现肾动脉栓塞、肾梗死、肾小球肾炎、肾脓肿。

【诊断与鉴别诊断】

（一）诊断

血培养阳性和超声心动图发现赘生物是确诊的重要依据，详见 Duke 诊断标准。

（二）鉴别诊断

本病应注意与风湿热、系统性红斑狼疮、左心房黏液瘤、淋巴瘤、金黄色葡萄球菌和革兰氏阴性杆菌引起的败血症等鉴别。

【治疗】

1．抗微生物药物治疗

（1）经验治疗：选用抗生素的基本原则是联合、大剂量、静脉、长程治疗。在病原菌培养未出结果时，轻症自体瓣膜感染性心内膜炎患者可选用青霉素、阿莫西林或氨苄西林联合庆大霉素；青霉素过敏者可使用头孢曲松。人工瓣膜感染性心内膜炎未确诊且病情稳定者，建议停用所有抗生素，复查血培养。病原体可能为葡萄球菌属者，选用万古霉素＋庆大霉素＋利福平。万古霉素无效、不耐受或为耐药株感染者，可选用达托霉素代替。

（2）病原治疗：①葡萄球菌心内膜炎：根据是否为甲氧西林耐药株而确定治疗方案。药敏试验结果出来之前首选耐酶青霉素类，如苯唑西林或氯唑西林等＋氨基糖苷类。②链球菌心内膜炎：敏感株患者首选青霉素，1200 万～1600 万 U/d。③肠球菌心内膜炎：青霉素和（或）阿莫西林或氨苄西林，均为 24 h 内持续或分 6 次静脉滴注，并联合氨基糖苷类抗生素。④需氧革兰氏阴性杆菌心内膜炎：哌拉西林＋庆大霉素或妥布霉素，或头孢他啶＋氨基糖苷类。

2．手术换瓣治疗。

四、复习思考题

1．感染性心内膜炎的病因有哪些？

2．试述感染性心内膜炎的临床表现及诊断标准。

3．试述感染性心内膜炎的治疗方法。

（冯　健）

第七节　心肌疾病

实习地点：内科病房与示教室

实习学时：3 学时

一、实习目的

1．掌握扩张型心肌病和心肌炎的诊断和治疗。
2．熟悉原发性心肌病的临床分型。
3．了解肥厚型心肌病的临床表现、诊断与防治措施。

二、实习重点

扩张型心肌病、心肌炎的诊断和治疗。

三、实习内容

【定义】

心肌疾病是由不同原因（遗传性病因较多见）引起的心肌病变导致心肌机械和（或）心电功能障碍，常表现为心室肥厚或扩张。

心肌疾病分为遗传性心肌病（如肥厚型心肌病、致心律失常性右心室心肌病）、混合型心肌病（如扩张型心肌病、限制型心肌病）、获得性心肌病（如感染性心肌病、围产期心肌病）。临床以扩张型心肌病、心肌炎最常见。

扩张型心肌病

【定义】

扩张型心肌病（dilated cardiomyopathy，DCM）是一类以左心室或双心室扩大伴收缩功能障碍为特征的心肌病。

【病因】

扩张型心肌病的病因目前尚不十分清楚。与感染、遗传、代谢异常、酒精或药物中毒等有关。

【临床表现】

扩张型心肌病临床以心脏扩大、充血性心力衰竭和心律失常为特点。体征为左心衰竭患者心浊音界向左下扩大，心音减弱，可听到病理性第三心音或第四心音，心率快时呈奔马律，肺部出现湿啰音。右心衰竭时肝大、下肢水肿，晚期可出现胸腔积液和腹水。

【辅助检查】

1．心电图（ECG）　左心室高电压，ST-T 改变，多样易变的各型心律失常。

2．X 线检查　普大心或球形心，心搏弱，肺淤血。

3．超声心动图　各房室径增大，心室壁薄，左心室后壁、室间隔活动弱。

4．心内膜心肌活检　可见心肌细胞肥大变性、间质纤维化等。

【诊断与鉴别诊断】

（一）诊断

有慢性心力衰竭，心脏普大，心律失常，能排除其他先天性或获得性心脏病即可诊断。

（二）鉴别诊断

1．风湿性心脏病（风心病）二尖瓣关闭不全

（1）风心病二尖瓣关闭不全心尖部收缩期杂音粗糙、响亮，扩张型心肌病心尖部收缩期杂音较柔和。

（2）先有长期存在的心尖部收缩期杂音后有左心室扩大，与扩张型心肌病相反。

（3）杂音强度对治疗的反应不同。随着心力衰竭的纠正，风心病杂音听得更清楚，而扩张型心肌病杂音可减轻。

（4）超声心动图上风心病有二尖瓣的器质性改变，如二尖瓣增厚、缩短、畸形等，而扩张型心肌病无二尖瓣本身的改变。

2．冠心病缺血性心肌病型

（1）年龄常在 40 岁以上，常有高脂血症、高血压病、糖尿病合并存在。部分病例有心绞痛或心肌梗死史。

（2）超声心动图可有心室壁运动节段性减弱。

（3）同位素心肌显像有心肌缺血的表现。

（4）冠状动脉造影可发现冠状动脉狭窄。

3．大量心包积液　可有心音遥远、奇脉等，超声心动图检查可发现心包液性暗区。

4．继发性心肌病　有全身疾病的其他表现，心内膜心肌活组织检查鉴别很有帮助。

【治疗】

1．一般治疗　限制体力劳动

2．控制心衰　方法同一般心力衰竭。积极早期使用利尿剂、β 受体阻断药、沙库巴曲缬沙坦 /ACEI、ARB、钠 - 葡萄糖协同转运蛋白 2（SGLT2）抑制剂、醛固酮受体拮抗剂。

3．纠正心律失常　根据心律失常类型选用相关药物。

4．特殊治疗　心脏再同步化治疗、ICD、左心机械辅助循环、心脏移植等。

梗阻性肥厚型心肌病

【定义】

梗阻性肥厚型心肌病是一种常染色体显性遗传病，主要特点是心肌非对称性的肥厚，是

室间隔和左心室流出道梗阻，肥厚比较重，导致左心室射血时流出道出现梗阻，引起一系列症状和体征。

【病因】

常为染色体显性遗传，最常见为肌球蛋白重链及肌球蛋白结合蛋白 C 的编码基因突变。

【临床表现】

1．心前区不适或胸痛，劳力性呼吸困难等。

2．左心室增大，有胸骨左沿 3 ~ 4 肋间粗糙的收缩期杂音并受药物影响而发生改变。

【辅助检查】

1．ECG 左心室肥厚，各种心律失常，深而窄的 Q 波，左心室异常高电压。

2．X 线片 左心室增大。

3．超声心动图

（1）室间隔非对称性肥厚，室间隔与左心室后壁之比 ≥ 1.3。

（2）收缩期出现驼峰（SAM）。

（3）主动脉收缩中期关闭现象。

（4）心内膜心肌活检：可见心肌细胞肥大、排列紊乱，心肌间质纤维化等。

【诊断与鉴别诊断】

（一）诊断

根据临床表现、胸骨左沿下段喷射性收缩期粗糙杂音及超声心动图改变可诊断。

（二）鉴别诊断

本病应与主动脉瓣狭窄、室间隔缺损等鉴别。

【治疗原则】

1．减轻流出道梗阻，缓解症状，使用 β 受体阻断药及钙通道阻断药。

2．纠正心功不全。

3．处理心律失常。

4．介入治疗 对重症梗阻患者可考虑置入 DDD 心脏起搏器（心房和心室双腔起搏器）或室间隔化学消融。

5．手术治疗 切除肥大肌束、消除梗阻。

限制型心肌病

【定义】

限制型心肌病（restrictive cardiomyopathy）是以心室壁僵硬度增加、舒张功能降低、充盈受限而产生临床右心衰竭症状为特征的一类心肌病。

较少见。以心内膜心肌纤维化使心肌僵直和心腔闭塞、心排血量减少为特征。临床表现类似缩窄性心包炎。

本病预后较差，以对症治疗为主。可用利尿剂，必要时（心力衰竭或心房颤动、心室率快）可用洋地黄制剂。

病毒性心肌炎

【定义】

病毒性心肌炎（viral myocarditis）指病毒感染引起的心肌局限性或弥漫性的急性或慢性炎症病变，属于感染性心肌疾病。

【病因】

多见于儿童和青壮年，可由各种病毒引起，以肠道和呼吸道感染中的微小核糖核酸病毒最常见，如柯萨奇病毒、脊髓灰质炎病毒、流感病毒、腮腺炎病毒等。

【临床表现】

1．病前 1～2 周内多有上呼吸道或肠道急性病毒感染史。

2．心肌受损的表现　可有心动过速、过缓，心电图出现 ST-T 改变、传导阻滞、期前收缩等，严重者可出现Ⅲ度房室传导阻滞、急性左心衰竭、心源性休克或猝死。

【诊断】

根据近期病毒感染史及心肌受损的表现做出诊断。

【实验室检查】

可有白细胞升高，咽拭子或粪便中可分离出病毒，血清中特殊抗体滴定增高，心肌活检组织中可能分离出病毒，电镜下发现心肌细胞中有病毒颗粒。

【治疗】

1．保护心肌　急性期应卧床休息，应注意补充营养。

2．合并心力衰竭应使用利尿剂、血管扩张剂、血管紧张素转换酶抑制剂（ACEI）等，严重心力衰竭、心源性休克者可使用 ECMO。高度房室传导阻滞者可安置临时起搏器。

3．合并心律失常者采取相应药物治疗。

4．合并严重心力衰竭、高度房室传导阻滞者可考虑用肾上腺皮质激素。

四、复习思考题

1．简述扩张型心肌病、肥厚型心肌病的临床表现与诊断要点。

2．扩张型心肌病应与哪些疾病相鉴别？

3．扩张型心肌病的治疗方法有哪些？

4．引起心肌炎的原因有哪些？

5．心肌受损有哪些表现？

6．心肌炎治疗方法有哪些？

（范忠才）

第八节　心包疾病

实习地点：内科病房及示教室

实习学时：1 学时

一、实习目的

1．掌握急性心包炎的临床表现、诊断及治疗。
2．熟悉急性心包炎的病因。
3．了解缩窄性心包炎临床表现、诊断及治疗要点。

二、实习重点

急性心包炎的诊断及治疗。

三、实习内容

急性心包炎

【定义】
急性心包炎（acute pericarditis）是心脏脏层和壁层的急性炎症性疾病。
【病因】
有细菌、病毒、肿瘤、自身免疫、物理、化学等诸多因素，其中以结核性心包炎、非特异性心包炎、化脓性心包炎和风湿性心包炎较为常见。
【询问病史】
1．心前区痛　轻者胸闷，重者呈缩窄性或尖锐性痛，可放射至颈部、左肩、左臂等，吸气和咳嗽时加重。
2．呼吸困难。
3．其他症状　发热、干咳、嘶哑、吞咽困难、烦躁等。
【体格检查】
1．心包摩擦音　是特异性征象。呈抓刮样粗糙的高频音，盖过心音，且较心音表浅。位于心前区，以胸骨左缘第 3、4 肋间最为明显。
2．心包积液征
（1）心浊音界向两侧扩大，呈绝对浊音。

（2）心尖搏动微弱，位于心浊音界左缘左侧。

（3）心音低而遥远。

（4）尤尔特（Ewart）征（背部左肩胛角下呈浊音，语颤增强，有支气管呼吸音）。

（5）颈静脉怒张、肝大、下肢水肿、腹水等。

3．心包填塞征

（1）静脉压升高：颈静脉显著怒张。

（2）动脉压下降：急骤出现大量心包渗液时，出现血压突然下降或休克等。

（3）奇脉：吸气时动脉收缩压下降 10 mmHg 以上，伴有脉搏减弱或消失。

【辅助检查】

1．化验检查　感染性心包炎者常有白细胞计数增加，红细胞沉降率增快。

2．X 线检查　当心包渗液大于 250 ml 时，可见到心影普遍性向两侧增大，心脏搏动减弱或不见。

3．心电图

（1）急性心包炎：ST 段呈弓背向下抬高，T 波高。一至数日后，ST 段回到基线，T 波低平以至倒置，持续数周至数月，后逐渐恢复正常。

（2）心包渗液时有 QRS 波段低电压。

4．超声心动图　能显示心包渗液的液性暗区，估计渗液量及其分布范围。

【诊断与鉴别诊断】

1．诊断　根据临床表现、心包摩擦音、X 线检查、心电图、超声心动图心包渗液的特征性改变即可确立诊断。

2．鉴别诊断　注意与扩张型心肌疾病、缺血性心肌病等鉴别。

【治疗】

1．病因治疗。

2．对症治疗　如使用镇痛药等。

3．心包穿刺以解除心包填塞症状。

4．心包切开引流，并用抗生素治疗化脓性心包炎。

5．心包切除术　急性非特异性心包炎反复发作，以致长期病残者可使用。

慢性缩窄性心包炎

【定义】

慢性缩窄性心包炎是指心脏被致密增厚的纤维化或钙化心包所包围，使心室舒张期充盈受限而产生一系列循环障碍的疾病。

【病因】

多继发于急性心包炎。

【临床表现】

心率增快，呼吸困难，颈静脉怒张、肝大、腹水、下肢水肿，但心浊音界无显著增大，通常无杂音。

【辅助检查】

1．X 线检查　心影大小正常，心缘变直，上腔静脉扩张。

2．心电图　有 QRS 波段低电压。

3．超声心动图　显示心包增厚。

4．胸部 X 线片或 CT　心包钙化。

【诊断】

根据心包炎病史、体循环淤血征明显、超声心动图特征可确立诊断。

【治疗】

早期施行心包切除术。

六、复习思考题

1．心包积液的病因和临床表现。

2．心包填塞的征象与治疗原则。

（范忠才）

附录　心血管介入诊疗技术

冠状动脉疾病的介入性诊断和治疗

一、选择性冠状动脉造影

是用特殊类型的心导管经桡动脉、股动脉和肱动脉送到主动脉根部，分别插入左右冠状动脉口，注入少量含碘造影剂，在不同的投照方位下摄影，可使左右冠状动脉及其分支得到清楚显影。可发现狭窄性病变的部位并估计其程度。一般认为管腔直径减少 70% ~ 75% 或以上会严重影响血供，目前仍然是冠心病诊断的金标准。

主要适应证

（1）诊断

1）不典型胸痛，临床上难以确定诊断。

2）有缺血性心绞痛症状，但心电图运动负荷试验及核素心肌显像无客观指征。

3）有典型心绞痛症状，无创检查为有心肌缺血的冠心病，为进一步制定治疗方案提供客观依据。

4）不明原因的心脏扩大或心功能不全患者，心律失常如频发室性心律失常或房室传导阻滞患者，用于排除冠状动脉严重狭窄。

5）无症状但可疑冠心病的高危职业者，如飞行员、汽车司机、警察、运动员、消防员或医疗保险需要。

（2）治疗

1）先心病或心脏瓣膜病介入手术或外科手术前，年龄大于 40 岁，易合并冠状动脉严重狭窄或畸形，可以在手术的同时进行干预。

2）稳定型心绞痛或陈旧性心肌梗死，内科治疗效果不佳。

3）不稳定型心绞痛，经内科强化治疗，一旦病情稳定，积极行冠状动脉造影（冠脉造影）；内科治疗无效，一般需紧急冠脉造影；对高危的不稳定型心绞痛，以自发性心绞痛为主，伴有明显心电图 ST 段改变及梗死后心绞痛的患者，也可直接行冠状动脉造影。

4）无症状性冠心病，对心电图运动负荷试验阳性、伴有明显的危险因素的患者，应行冠状动脉造影。

5）CT 等影像学检查发现或高度怀疑冠状动脉中度以上狭窄或存在不稳定斑块。

6）原发性心搏骤停复苏成功、左主干病变或前降支近段病变的可能性较大的患者属高危人群，应早期进行血管病变干预治疗，需要评价冠状动脉。

7）冠状动脉旁路移植术（CABG）后或 PCI 术后，心绞痛复发，往往需要再行冠状动脉病变评价。

8）急性心肌梗死出现下列情况进，应考虑急诊冠状动脉造影：①发病 6 小时以内急性心肌梗死或发病在 6 小时以上仍有持续性胸痛者，拟行急诊 PCI 术者。②急性心肌梗死伴心源性休克、室间隔穿孔等并发症，应尽早在辅助循环的帮助下行血管再灌注治疗。③对于高度怀疑急性心肌梗死而不能确诊，特别是伴有左束支传导阻滞、肺栓塞、主动脉夹层、心包炎的患者，可直接行冠状动脉造影明确诊断。

二、经皮冠状动脉介入治疗（PCI）

PCI 是指一组经皮介入技术，包括经皮腔内冠状动脉成形术（PTCA）、冠状动脉支架植入术和斑块旋磨术等。

1. 经皮腔内冠状动脉成形术（PTCA）　是用球囊扩张狭窄冠脉的内径，以增加心肌供血、供氧的心脏介入性手术，术后冠脉再狭窄率达到 30% ～ 35%，故目前较少单独使用，往往需要植入冠脉支架降低再狭窄率。

适应证：最佳适应证有稳定型心绞痛、单支血管病变、病变短（< 10 mm）、病变为向心性、无钙化、左心室功能良好。其他适应证还包括不稳定型心绞痛、冠状动脉旁路移植术（CABG）后心绞痛、无症状性心肌缺血、急性心肌梗死（24 小时至 7 天之间仍有胸痛症状）、多支血管病变、CABG 后的桥血管、旁路移植术后的冠状动脉本身病变、PCI 术后再狭窄。

2. 冠状动脉支架植入术　是将可被球囊扩张开的多孔不锈钢管架置入病变冠脉内，支撑管壁，主要用于急性血管撕裂及降低再狭窄。

适应证：

1）不稳定型心绞痛和非 ST 段抬高型心肌梗死（NSTEMI）：①符合以下任意一条的极高危标准的患者，推荐紧急侵入治疗策略（< 2 小时）：血流动力学不稳定或心源性休克、

药物治疗无效的反复发作或持续性胸痛、致命性心律失常或心脏停搏、心肌梗死合并机械并发症、急性心力衰竭以及反复动态改变（尤其是间歇性 ST 段抬高）等。②符合以下任意一条的高危标准的患者，推荐早期侵入治疗策略（＜ 24 小时）：包括心肌梗死相关的肌钙蛋白升高或下降、ST 段或 T 波动态改变（有或无症状），以及 GRACE 评分＞ 140 分。③符合任何一条的中危标准的患者，推荐侵入治疗策略（＜ 72 小时），包括糖尿病、肾功能不全、LVEF ＜ 40% 或充血性心力衰竭、早期心梗后心绞痛、有 PCI 史、有 CABG 史、109 ＜ GRACE 评分＜ 140。④对于无上述危险标准和症状无反复发作的患者，建议先行无创检查寻找缺血证据后再决定是否行侵入治疗。

2）急性 ST 段抬高型心肌梗死（STEMI）

• 直接 PCI：①症状发作 12 小时内并且有持续新发的 ST 段抬高或新发左束支传导阻滞患者；② 12 ～ 48 小时内患者仍有心肌缺血证据（胸痛和 ECG 变化），也可尽早接受介入治疗。

• 补救 PCI：溶栓后仍有明显胸痛，抬高 ST 无明显降低者，应尽快行冠脉造影。例如，TIMI 血流 0 至 2 级说明相关动脉未再通，宜立即施行补救 PCI。

• 溶栓治疗再通者的 PCI：溶栓成功后有指征实施急诊冠脉造影，必要时行梗死相关动脉血运重建，可缓解残余重度狭窄导致的心肌缺血，降低再梗死发生率；溶栓成功后稳定的患者，冠脉造影最佳时机是 2 ～ 24 小时。

心脏瓣膜病的介入治疗

1. 经皮球囊二尖瓣成形术（PBMV）　仅适用于单纯二尖瓣狭窄患者、有症状或肺动脉高压（静息时＞ 50 mmHg，运动时＞ 60 mmHg）的中重度二尖瓣狭窄患者（其二尖瓣无钙化且活动度较好，且无左心房血栓形成和风湿活动）。

2. 经导管主动脉瓣置换术（TAVR）　不是治疗主动脉瓣狭窄首选方法，一些不适合外科手术的高危患者（极高龄、慢性肺部疾病、肾衰竭、贫血、肿瘤）可选择 TAVI。适应证为重度主动脉瓣狭窄有相关症状、解剖学上适合，预期生存时间大于 1 年、二叶式或三叶式主动脉瓣均可；极高危患者无年龄要求，中高危 [美国胸外科学会（STS）评分[1] 大于 4 分] 患者要求年龄≥ 70 岁。

心律失常的介入治疗

1. 导管射频消融术　是通过导管头端电极释放射频电流，在导管头端与局部心肌心内膜间转化为热能，使特定的局部心肌组织变性、坏死，以达到改变该部位心肌自律性和传导性，从而达到治疗心律失常的目的。射频能量（radiofrequency energy）是一种低电压高频（30 kHz ～ 1.5 MHz）的电能，转化为热能后局部可达到 46 ～ 90℃。操作过程不需全身麻醉。

---

[1] STS 评分，包含患者年龄、性别、身高、体重等个人因素和既往心脏病病史、肾功能、外周血管病变等临床因素。

技术适合症状性局灶性房速，发作频繁、心室率不易控制的房扑，发作频繁、症状明显的房颤，预激综合征合并房颤和快速心室率，房室结折返及房室折返性心动过速，症状明显或药物治疗效果不佳或不明原因左心室功能障碍的频发室性期前收缩（> 10 000 次 /24 小时），无器质性心脏病证据的室性心动过速（特发性室性心动过速）呈反复发作或合并有心动过速心肌病或血流动力学不稳定，发作频繁和（或）症状重、药物预防发作效果差的合并器质性心脏病的室性心动过速（室速）。多作为 ICD 的补充治疗。

2．人工心脏起搏治疗　心脏起搏器是通过发放一定形式的电脉冲刺激心脏，使之激动和收缩，即模拟正常心脏的冲动形成和传导，以治疗某些心律失常所致的心脏功能障碍。心脏起搏器技术是心律失常介入治疗的重要方法之一。心脏起搏已从单纯治疗缓慢型心律失常扩展到治疗快速型心律失常、心力衰竭等疾病，对降低病死率，改善患者的生存质量起到了积极的作用。

主要适应证包括：①症状性心脏变时功能不全。②病态窦房结综合征或房室传导阻滞，心室率经常低于 50 次 / 分，有明确的临床症状；或清醒状态下间歇发生，心室率 < 40 次 / 分；或有长达 3 秒的 RR 间期，虽无症状，也应考虑人工心脏起搏治疗。③慢性双分支或三分支阻滞伴二度 Ⅱ 型、高度或间歇性三度房室传导阻滞。④清醒状态下无症状的房颤患者，有长达 5 秒的 RR 间期。⑤心脏手术后发生不可逆的高度或三度房室阻滞。⑥神经肌肉疾病导致的高度或三度房室阻滞，有或无症状。⑦有窦房结功能障碍和（或）房室阻滞的患者，因其他情况必须采用具有减慢心率的药物治疗时，应置入起搏器保证适当的心室率。⑧颈动脉窦刺激或压迫诱导的心室停搏 > 3 秒导致的反复晕厥。

近年来，起搏器治疗扩展到多种疾病的治疗，植入式心脏自动复律除颤器（ICD）治疗恶性心律失常，预防心源性猝死；心脏再同步化治疗（CRT）适应证包括窦性心律、完全性左束支阻滞伴 QRS > 130 ms、优化药物治疗后 LVEF ≤ 35% 的症状性心力衰竭患者（NYHA 分级 Ⅱ ~ Ⅳ级）。

先天性心脏病的介入治疗

1．经导管动脉导管未闭封堵术

（1）弹簧圈动脉导管未闭封堵术适应证为直径 ≤ 2.5 mm 的动脉导管未闭。

（2）自膨性蘑菇伞动脉导管未闭封堵术适应证为直径 > 2.5 mm、位置正常的动脉导管未闭。

2．经导管房间隔缺损（ASD）封堵术　适应证：①继发孔型 ASD 5 mm ≤ 直径 ≤ 36 mm，伴右心容量负荷增加，左向右分流；②缺损边缘至冠状静脉窦，上、下腔静脉及肺静脉的距离 ≥ 5 mm，至房室瓣距离 ≥ 7 mm；③房间隔的直径大于所选用封堵伞左房侧的直径；④不合并必须外科手术的其他心脏畸形。

3．经导管室间隔缺损（VSD）封堵术　适应证：①有血流动力学异常的单纯性 VSD，3 mm < 直径 < 14 mm；②VSD 上缘距主动脉右冠瓣 ≥ 2 mm，无主动脉右冠瓣脱入 VSD 及主动脉瓣反流；③超声在大血管短轴五腔心切面 9 ~ 12 点位置；④肌部 VSD > 3 mm；⑤外科手术后残余分流。

4．经皮球囊肺动脉瓣成形术　　适应证：①单纯肺动脉瓣狭窄，跨肺动脉压差＞ 40 mmHg；②青少年及成人患者，跨肺动脉瓣压差≥ 30 mmHg，同时合并劳力性呼吸困难、心绞痛、晕厥或先兆性晕厥等症状。

5．卵圆孔未闭（PFO）封堵术　　适应证：①年龄＞ 16 岁。②不明原因脑栓塞（CS）/短暂性脑缺血发作（TIA）合并 PFO，且有中至大量右向左分流（RLS）。③ PFO 相关的脑梗死 /TIA，使用抗血小板或抗凝治疗无效或仍有复发；或 PFO 合并明确深静脉血栓或肺栓塞，不适宜抗凝治疗者。④顽固性或慢性偏头痛合并 PFO。

（叶　强）

第三章 消化系统疾病

第一节　急性胃炎

实习地点：内科病房与示教室

实习学时：2 学时

一、实习目的

1．掌握本病的临床表现、诊断及鉴别诊断。
2．熟悉本病的治疗原则及基本治疗方法。

二、实习重点

1．本病的诊断及鉴别诊断。
2．本病的基本治疗方法。

三、实习内容

【定义】

急性胃炎一般是指各种病因引起的胃黏膜急性炎症，组织学上通常看见中性粒细胞浸润，包括急性糜烂出血性胃炎、急性幽门螺杆菌胃炎或除 H. pylori 以外的其他急性感染性胃炎。

【询问病史】

1．病因　病前有无严重创伤、大手术、多器官功能衰竭、败血症、精神紧张、暴饮、暴食，进食不洁的或过冷过热的食物、饮酒，尤其是服用对胃黏膜有损伤的药物（如NSAIDs 等）。

2．发病情况　起病缓急，有无上腹不适、疼痛、饱胀、食欲减退、嗳气等，并注意疼痛部位、性质及程度。

3．有无畏寒、发热、出汗、四肢厥冷等感染中毒现象，尿量是否减少。

4．有无恶心、呕吐、甚至腹泻等，注意呕吐次数、呕吐物性质，是否有咖啡色样内容物及血液。

【体格检查】

1．全身情况，注意体温、脉搏、血压，有无脱水及休克现象。

2．有无腹部膨胀及压痛，注意压痛部位、程度，是否有肌紧张。

3．吞食腐蚀性毒物者，应检查口腔黏膜及咽部黏膜是否有充血水肿和溃烂。

【辅助检查】

1．血常规　白细胞计数正常或稍高，或血色素下降。

2．便常规　外观水样便，感染性胃肠炎显微镜下可见红细胞、白细胞，隐血试验阳性。

【诊断与鉴别诊断】

（一）诊断

1．起病急，一般均有引起急性胃炎的病因。

2．上腹疼痛，伴恶心、呕吐、胀气、腹泻等。可排水样便，量多。

3．大便常规，可有少许红、白细胞，甚至隐血试验阳性。

4．排除其他急腹症早期表现。

5．若无胃痛史的上消化道出血，特别是发病前有酗酒，口服非甾体药物等，应考虑急性胃黏膜病变，行急诊胃镜可以明确诊断。

（二）鉴别诊断

1．有炎症表现的须与以下疾病相鉴别：

（1）急性细菌性痢疾：有进食不洁食物史；症状有脓血便或黏液血便，里急后重；大便有白细胞、红细胞及脓细胞；大便培养可有痢疾杆菌。

（2）急性阑尾炎：转移性右下腹痛，右下腹压痛，血白细胞计数、中性粒细胞增高。

（3）急性胰腺炎：上腹痛，伴恶心、呕吐、腹胀，血、尿淀粉酶增高，B超、CT有相应改变。

2．表现为上消化道出血者（急性胃黏膜病变）须与以下疾病相鉴别：

（1）食管静脉曲张破裂出血：有肝硬化病史，呕血量大，体格检查、肝功能检查、B超、CT有肝硬化表现。

（2）消化性溃疡出血：有慢性、周期性、节律性上腹部疼痛，胃镜检查可明确诊断。

【治疗】

1．卧床休息，祛除病因。

2．酌情短期禁食或流质饮食。

3．对症治疗　解痉止痛如阿托品0.3 mg，口服；颠茄合剂5 ml，一日3次，可口服抑酸剂或制酸剂，如奥美拉唑、西咪替丁，分次口服。有明显呕吐、腹胀者可口服少量甲氧氯普胺（胃复安）或多潘立酮（吗丁啉）、曲美布汀等。

4．有感染所致者，口服抗生素，如喹诺酮类（左氧氟沙星0.2 g，一日2次）；严重者可静脉使用喹诺酮类或头孢类抗生素。

5．有上消化道出血等，应予以质子泵抑制剂（PPI）或 H_2 受体拮抗抑制胃酸分泌；给予胃黏膜保护剂进行止血治疗，出血严重者可持续泵入生长抑素、奥曲肽等。

四、复习思考题

1．试述急性胃炎诊断及鉴别诊断。
2．试述急性胃炎治疗原则。

（李晓云　蒋青峰）

第二节　慢性胃炎

实习地点：内科病房、胃镜室与示教室

实习学时：3 学时

一、实习目的

1．掌握本病的临床表现、诊断及鉴别诊断。
2．熟悉本病的治疗原则及基本治疗方法。

二、实习重点

1．本病诊断及鉴别诊断。
2．本病的基本治疗原则。

三、实习内容

【定义】
慢性胃炎是指由多种病因引起的慢性胃黏膜炎症病变，临床常见，其患病率一般随年龄增长而增加，特别是中年以上更为常见，Hp 感染是最常见的病因。

【询问病史】
1．追问病因　既往有无幽门螺杆菌 Hp 感染或接触史；病前有无长期饮酒及服用对胃有刺激的食物或药物（特别是 NSAIDs），饮食习惯有无规律；有无咀嚼功能障碍及口、鼻、咽部慢性疾病，如扁桃体炎、鼻窦炎。有无慢性心肺功能不全、门静脉高压或糖尿病等。

2．有无消化不良、食欲减退、嗳气、腹胀、腹泻等症状。

3．有无上腹疼痛不适，注意腹痛与进食关系，服用制酸剂或促动力药后是否可缓解。

4．有无软弱无力、劳动力减弱或反复黑便及呕吐咖啡色样液等。

【体格检查】

1．患者营养状况，有无消瘦、苍白、舌光滑及舌乳头萎缩。

2．有无腹部膨胀及压痛等。

【辅助检查】

1．Hp检查 可通过胃镜取组织做快速尿素酶试验、活检标本涂片或病理切片中查找 Hp，还可以行 ^{13}C 或 ^{14}C 尿素呼气试验、粪便抗原检测、血清 Hp 抗体测定等。

2．血清壁细胞抗体检测和血清胃泌素测定。胃体胃炎为血清壁细胞抗体（+），血清胃泌素增高。胃窦胃炎为血清壁细胞抗体（-），血清胃泌素降低。

3．X线钡餐检查 大多数慢性胃炎钡餐检查无异常，对诊断帮助不大，对消化性溃疡和胃癌的鉴别诊断有一定意义。

4．胃镜检查 直视下做活体组织病理检查及 Hp 检查是诊断慢性胃炎的主要方法。

（1）慢性非萎缩性胃炎：可见黏膜红斑、黏膜出血点或斑块，黏膜粗糙伴或不伴水肿，及充血水肿等基本表现。而其中糜烂性胃炎有平坦型和隆起型2种类型：前者表现为黏膜有单个或多个糜烂灶，其大小从针尖样到最大径数厘米不等；后者可见单个或多个疣状、膨大皱襞状或丘疹样隆起，最大径为 5～10 mm，顶端可见黏膜缺损或脐样凹陷，中央有糜烂。

（2）慢性萎缩性胃炎：可见黏膜红白相间，白相为主；皱襞变平甚至消失，部分黏膜血管显露；可伴有黏膜颗粒或结节状等表现。

要重视对常规胃镜的普及，加强对胃癌高危人群及普通胃镜提示有异型增生（上皮内瘤变）、肠化生、萎缩患者的随访与必要时的精查胃镜。

【诊断与鉴别诊断】

（一）诊断

1．可依据病史及临床症状，如长期消化不良、食欲减退、食后上腹部钝痛饱胀感、嗳气等，但这些均非慢性胃炎特有表现；体征较少，对诊断帮助不大。

2．X线钡餐检查，只有助于排除其他疾病，对诊断帮助不大。

3．胃镜检查及活体组织检查是诊断本病主要方法。

（二）鉴别诊断

1．消化性溃疡 有慢性、周期性、节律性疼痛，X线钡餐及胃镜检查可明确诊断。

2．胃癌 有上述消化道症状，大便隐血持续阳性，贫血、消瘦，X线钡餐及胃镜检查可明确诊断。

3．功能性消化不良 有一系列消化不良症状，但血清学及影像学检查无明显异常发现，患者常伴有神经功能障碍。

4．慢性胆囊炎 慢性上腹痛、饱胀、嗳气、腹泻等，超声检查有胆结石或胆囊壁粗糙。

5．钩虫病 有钩蚴性皮炎病史，大便检出钩虫卵，有贫血，胃镜检查偶可看见钩虫等。

【治疗】

1．祛除病因 如戒烟酒，避免食用对胃有刺激的食物和药物，根除幽门螺杆菌，积极治疗口腔和咽部的慢性病灶等。

2．药物治疗

（1）缺酸或低酸者，1% 稀盐酸 10 ml，每日 3 次；胃蛋白酶合剂 10 ml，每日 3 次。

（2）解痉及制酸止痛：阿托品、普鲁苯辛、山莨菪碱（654-2）、PPI、胃黏膜保护剂（如硫糖铝）等。

（3）维生素及铁剂：恶性贫血者可用维生素 B_2，叶酸等。

（4）抗 Hp 治疗：对萎缩胃炎及有癌前病变者、Hp 感染者主张抗 Hp 治疗。用质子泵抑制剂＋铋剂＋两种抗生素（如阿莫西林 1.0 g、克拉霉素 0.25 ～ 0.5 g、呋喃唑酮 0.2 g、甲硝唑 0.4 g，每日 2 次）联合治疗。主张足疗程（10 ～ 14 天）、足量给药。

3．手术治疗　适用于慢性萎缩性胃炎合并中、重度不典型增生（高级别上皮内瘤变）者可行内镜下黏膜剥离术（ESD）。

四、复习思考题

1．试述慢性胃炎分类。

2．试述慢性胃炎诊断及鉴别诊断。

3．试述慢性胃炎的治疗原则。

（李晓云）

第三节　消化性溃疡

实习地点：内科病房与示教室

实习学时：3 学时

一、实习目的

1．掌握消化性溃疡的临床表现、诊断、鉴别诊断和治疗原则。

2．熟悉本病的并发症及其处理，熟悉本病的防治原则。

3．了解本病的病因和发病机制。

二、实习重点

1．本病的诊断和鉴别诊断。

2．本病的基本治疗方法。

三、实习内容

【定义】

消化性溃疡是指胃黏膜发生的炎性缺损，通常与胃液的胃酸和消化作用有关，病变穿透黏膜肌层或达更深层次，常发生于胃、十二指肠，另可发生于食管 - 胃吻合口、胃 - 空肠吻合口或附近，以及含有胃黏膜的 Meckel 憩室等。

【询问病史】

1．病因和诱因　了解患者的性格、生活环境、精神情绪、饮食习惯，有无服用非甾体抗炎药和激素史，是否吸烟和酗酒，发病前有无诱因。

2．腹部症状　腹痛开始的时间，起病缓急，疼痛发作与季节的关系，疼痛与进食的关系，疼痛发生在白天还是晚上，疼痛部位，性质如何，有无放射痛，进食或制酸剂能否缓解。有无反酸、嗳气、恶心、呕吐。

3．并发症症状　有无反复呕吐，呕吐的时间与呕吐的关系，呕吐物的性质、量、味道、颜色，呕吐物有无隔餐或隔夜的食物残渣，呕吐后腹痛是否缓解；上腹部有无蠕动包块，有无消瘦，有无呕血及黑便史。

4．家族史　有无类似疾病发病史。

【体格检查】

1．全身情况　有无消瘦、脱水，以及贫血。

2．腹部压痛部位及程度。

3．上腹部有无胃型、胃蠕动波及振水音。

【辅助检查】

1．胃镜检查，特别是内镜窄带成像联合放大技术（NBI+ME）和黏膜活检，对诊断消化性溃疡和鉴别恶性溃疡很有价值，还能诊断特殊类型溃疡。

2．幽门螺杆菌（Hp）检测　消化性溃疡患者中 Hp 感染率为 80% 以上。检测方法中，快速尿素酶试验为首选方法，还有 ^{13}C 或 ^{14}C 尿素呼气试验（UBT）、组织学切片染色、黏膜涂片染色镜检、培养、聚合酶链式反应等。

3．血常规　一般正常，有出血者可出现红细胞计数及血红蛋白降低。

4．大便隐血试验　素食三天隐血试验阳性者提示溃疡呈活动性。

5．X 线钡餐检查　直接征象：有龛影是诊断溃疡的可靠依据。间接征象：胃大弯侧痉挛性切迹、十二指肠球部激惹及球部畸形等，间接征象不能确诊溃疡。

【诊断与鉴别诊断】

（一）诊断

1．消化性溃疡的诊断

（1）典型病史：有慢性病程、周期性发作及节律性上腹痛等。

（2）胃镜检查：发现溃疡。

（3）X 线钡餐检查：发现龛影。

2．并发症的诊断

（1）大出血：出血前多数患者有溃疡症状加重，表现为呕血和（或）黑便、头昏、心悸、出汗、恶心、晕厥、脉细速等，可有低热，出血后 3 ~ 4 小时可出现贫血，网织红细胞增多，消化性溃疡患者的腹痛在出血后常减轻。

（2）穿孔：①急性穿孔多有诱因，常在饱餐后突然上腹剧痛，伴恶心、呕吐、烦躁不安和休克症状，继而出现腹膜炎症状和体征。腹肌呈板样强直，有压痛及反跳痛，肝浊音界消失，X 线检查可有膈下游离气体。②穿透周围实质性脏器，形成穿透性溃疡。③穿破入空腔脏器形成瘘管。

（3）幽门梗阻：疼痛节律性消失，餐后上腹痛，呕吐隔餐、隔夜发酵饮食，严重者出现脱水、营养不良和电解质紊乱，上腹部可有胃蠕动波和振水音。

（4）癌变：多见于 40 岁以上的胃溃疡患者，如无其他并发症而疼痛节律性消失，伴食欲减退、体重明显减轻，内科治疗效果不好，大便隐血试验持续阳性，并出现贫血、贫血与出血不成比例，X 线钡餐检查龛影持续存在，需要内镜染色 + 放大内镜（E）下的靶向活检。

（二）鉴别诊断

1．功能性消化不良 指有消化不良的症状而无溃疡及其他器质性疾病（如肝、胆、胰腺疾病）者，按罗马 III 诊断标准，必须符合以下一点或一点以上：①餐后饱胀不适；②早饱；③上腹痛；④上腹烧灼感。没有可以解释症状的器质性疾病（包括上消化道内镜下）的证据。诊断前症状出现至少 6 个月，在最近的 3 个月症状符合以上标准。

2．慢性胆囊炎和胆石症 疼痛与进食油腻有关，疼痛位于右上腹、并放射至肩部，伴发热、黄疸的典型病例不难与消化性溃疡做出鉴别。对于不典型的患者，需借助超声或行内镜下逆行胰胆管造影检查。

3．胃癌 消化性溃疡与胃癌的鉴别主要依赖 X 线钡餐、胃镜及胃组织病理学检查。恶性溃疡的 X 线钡餐检查示龛影位于胃腔之内，边缘不整，龛影周围胃壁强直，呈结节状，向溃疡集中的皱襞有融合中断现象。内镜下恶性溃疡形状不规则，底凹凸不平，苔污秽，边缘呈结节状隆起，局部胃壁蠕动差，NBI+ME 可见边界线，胃黏膜表面微血管和微结构不规则甚至消失。

4．胃泌素瘤 亦称佐林格 - 埃利森（Zollinger-Ellison）综合征，是胰腺非 β 细胞瘤。肿瘤常常很小（< 1 cm），生长缓慢，半数为恶性，大量胃泌素可刺激壁细胞增生，分泌大量胃酸，导致胃、十二指肠球部和不典型部位（十二指肠降段、横段，甚或空肠近端）发生多发性溃疡。特点为不典型部位、难治性消化性溃疡、高胃酸分泌、空腹血清胃泌素 > 200 pg/ml（常 > 500 pg/ml）、腹泻。

【治疗】

治疗目的为消除病因、控制症状、促进溃疡愈合、防止并发症和预防复发。

1．一般治疗 溃疡活动期，常需休息，注意饮食，戒烟酒，避免过饥、过饱。

2．药物治疗

（1）抑制胃酸分泌药物

1）PPI：抑制胃酸分泌。PPI 的治疗和维持剂量见表 3-1。

表3-1　PPI的治疗和维持剂量

药品名称	治疗剂量	维持剂量
奥美拉唑（Omeprazole）	20 mg，每日两次	20 mg，每日一次
兰索拉唑（Lansoprazole）	30 mg，每日一次	30 mg，每日一次
泮托拉唑（Pantoprazole）	40 mg，每日一次	20 mg，每日一次
雷贝拉唑（Rabeprazole）	20 mg，每日一次	10 mg，每日一次
埃索美拉唑（Esomeprazole）	40 mg，每日一次	20 mg，每日一次

2）H_2 受体拮抗剂（H_2RA）：抑制胃酸分泌。西咪替丁（Cimetidine）0.2 mg，每日两次，睡前加服 0.4 mg；雷尼替丁（Ranitidine）150 mg，每日两次；法莫替丁（Famotidine）20 mg，每日两次。

（2）胃黏膜保护剂

1）铋剂：三甲二枸橼酸铋（TBD，得乐）120 mg，每日四次；果胶铋，100 mg，每日两次。

2）弱碱性抗酸剂：铝碳酸镁 1 袋，每日两次；硫糖铝（sucralfate）1 袋，每日四次等。

（3）根除 Hp 治疗：根除 Hp 可使大多数 Hp 相关性溃疡患者达到完全治愈目的。国际上已对 Hp 相关性溃疡的处理达成共识，即不论溃疡初发或复发，不论活动或静止，不论有无并发症，均应该抗 Hp 治疗。目前，推荐的根除 Hp 的方案如下：a. 推荐铋剂 +PPI+2 种抗菌药物组成的四联疗法，抗菌药物组成方案有 4 种。① 阿莫西林 + 克拉霉素；② 阿莫西林 + 左氧氟沙星；③ 阿莫西林 + 呋喃唑酮；④ 四环素 + 甲硝唑或呋喃唑酮。其中，3 种治疗失败后易产生耐药的抗生素（甲硝唑、克拉霉素和左氧氟沙星）分在不同方案中，仅不易耐药的阿莫西林、呋喃唑酮有重复。b. 对青霉素过敏者推荐的抗菌药物组成方案为：① 克拉霉素 + 左氧氟沙星；② 克拉霉素 + 呋喃唑酮；③ 四环素 + 甲硝唑或呋喃唑酮；④ 克拉霉素 + 甲硝唑。鉴于铋剂四联疗法延长疗程可在一定程度上提高疗效，故推荐的疗程为 10 或 14 天，放弃 7 天方案。

3．手术治疗　适应证：① 大出血经内科紧急处理无效时；② 急性穿孔；③ 器质性幽门梗阻；④内科治疗无效的顽固性溃疡；⑤胃溃疡疑有恶变。

4．并发症的治疗

（1）大出血

1）一般治疗：暂时禁食，定时测血压、脉搏、尿量，定期复查红细胞计数、血红蛋白（Hb）、血细胞比容。

2）补充血容量：输液宜快，用生理盐水、林格液、6% 羟乙基淀粉（代血浆）等。急诊输血指征：收缩压 < 90 mmHg，脉搏 > 120 次 / 分，Hb < 70 g/L。

3）药物止血：去甲肾上腺素 8 mg+ 生理盐水 100 ml 分次口服，H_2 受体拮抗剂静滴（如法莫替丁 20 mg，每日两次）；PPI 静注（如埃索美拉唑 40 mg，每日一次或每 12 小时一次，甚至每 8 小时一次）。

4）胃镜下止血：可局部喷洒止血药（如凝血酶、8 mg 去甲肾上腺素）、局部注射止血药（如 1/10 000 肾上腺素），也可用电凝、微波、射频、组织胶注射等方法止血。

5）胃内降温：用冰盐水反复灌洗胃腔。

6）手术指征：①年龄大于 45 岁或原有高血压、动脉硬化，经内科治疗 24 小时血压不稳者；②住院期间反复出血或既往有多次出血史；③大出血在 6 ～ 8 小时内已经输血 600 ～ 800 ml，血压、脉搏仍不稳定者；④合并幽门梗阻、穿孔者。

（2）幽门梗阻：卧床休息，禁食。使用 PPI 抑制酸分泌，每日静滴补液 2000 ～ 3000 ml，注意酸碱平衡及电解质紊乱，每晚洗胃一次。经上述治疗 1 ～ 2 周无好转者考虑手术。

（3）急性穿孔：需紧急处理，暂行胃肠减压、静脉补液、抗感染，最好于 6 ～ 12 小时内手术。

（4）癌变：一旦确诊，尽早手术或抗癌治疗。

四、复习思考题

1．消化性溃疡的典型症状和并发症有哪些？

2．根除 Hp 治疗的推荐方案有哪些？

3．消化性溃疡并发大出血的治疗措施有哪些？

（王忠琼）

第四节　结核性腹膜炎

实习地点：内科病房或示教室

实习学时：1 学时

一、实习目的

1．掌握本病的临床表现及诊断。

2．熟悉本病的病因及治疗方法。

3．了解本病的病理。

二、实习重点

1．本病的诊断及鉴别诊断。

2．本病的基本治疗方法。

三、实习内容

【定义】

结核性腹膜炎是由结核分枝杆菌引起的慢性弥漫性腹膜感染，可见于任何年龄，以中青年多见，男女之比约为 1∶2。

【询问病史】

1. 病因和诱因　了解患者工作生活环境、精神情绪、饮食习惯。

2. 发病情况　起病缓，可有上腹疼痛、饱胀、食欲减退、消瘦等，并注意疼痛部位、性质及程度。

3. 有无潮热、发热、盗汗等全身中毒症状。

4. 有无咳嗽，咳痰。

5. 接触史　周边或家庭中有无结核病患者。

【体格检查】

1. 全身情况，注意体温、脉搏、血压，有无消瘦和贫血。

2. 有无腹部膨胀及压痛，有无包块，注意压痛部位、程度、肌紧张及腹壁柔韧感、移动性浊音。

【辅助检查】

1. 血常规、红细胞沉降率与结核菌素（PPD）试验、X-pert 检测，γ 干扰素释放试验。

2. 腹水检查　对鉴别腹水性质有重要价值。本病腹水为草黄色渗出液，静置后有自然凝固块，少数为淡血色。偶见乳糜性，比重一般超过 1.018，蛋白质含量在 30 g/L 以上，白细胞计数超过 500×10^6/L，以淋巴细胞、单核细胞为主，ADA（腺苷脱氨酶）明显升高，普通细菌培养阴性。

3. PPD 试验或 γ 干扰素释放试验强阳性。

4. 影像学检查　腹部超声、腹部 CT、腹部 X 片检查或 X 线钡餐检查可发现腹水、肠粘连、肠结核、肠瘘、肠腔外包块等征象。

5. 腹腔镜检查　可见灰白色结节。

【诊断与鉴别诊断】

（一）诊断

1. 中青年患者，有结核病史，伴有其他器官结核病证据。

2. 长期不明原因的发热，伴有腹痛、腹胀、腹水、腹部包块或腹壁柔韧感。

3. 腹水为渗出液性质，以淋巴细胞为主，普通细菌培养阴性，ADA（腺苷脱氨酶）明显升高。

4. 胃肠 X 线钡餐或平片检查发现肠粘连或肠梗阻等征象。

5. PPD 试验或 γ 干扰素释放试验强阳性。

（二）鉴别诊断

1. 以腹水为主要表现者　与腹腔恶性肿瘤、肝硬化腹水、其他疾病引起的腹水：如结缔组织病、Meigs 综合征、巴德 - 吉亚利（Budd-Chiari）综合征、缩窄性心包炎等鉴别。

2. 以腹部肿块为主要表现者　应与腹部肿瘤及克罗恩病等鉴别。

3．以发热为主要表现者　需与引起长期发热的其他疾病鉴别。

4．以急性腹痛为主要表现者　结核性腹膜炎可因干酪样坏死灶溃破而引起急性腹膜炎，与其他急腹症鉴别。

【治疗】

1．关键是及早给予合理、足够疗程的抗结核化学药物治疗，以达到早日康复、避免复发和防止并发症的目的。注意休息和营养，以调整全身情况和增强抗病能力是重要的辅助治疗措施。

2．抗结核化学药物治疗　一般用 3～4 种药物联合强化治疗。

第一线药物：异烟肼、利福平、吡嗪酰胺、链霉素、乙胺丁醇。

第二线药物：喹诺酮类、丁胺卡那等。

3．有大量腹水者可适当放腹水以减轻症状。

4．手术治疗　有肠梗阻、肠穿孔、腹腔脓肿、肠瘘经内科积极治疗效果不好或无法排除恶性肿瘤者可手术治疗。

四、复习思考题

1．结核性腹膜炎的诊断要点有哪些?

2．简述结核性腹膜炎的临床表现。

（周　　贤）

第五节　炎性肠病

实习地点：内科病房与示教室

实习学时：3 学时

一、实习目的

1．掌握炎性肠病的临床表现、诊断和治疗。

2．熟悉炎性肠病的病理和鉴别诊断。

3．了解炎性肠病的病因和发病机制

二、实习重点

1．炎性肠病的诊断和鉴别诊断。

2．炎性肠病的基本治疗方法。

三、实习内容

【定义】

炎性肠病是一组病因尚未明确的慢性非特异性肠道炎症性疾病，包括溃疡性结肠炎和克罗恩病。

【询问病史】

1．病因和诱因　患者的饮食、生活习惯，此次发病的病因和诱因，起病的情况等。

2．消化系统表现　腹泻与便血，包括次数、性状、量等；腹痛，包括腹痛的部位、性质、程度、加重/缓解因素、与排便的关系等；腹部包块，包括部位、大小、压痛、边界、活动度、游走性等；腹胀、食欲缺乏、恶心、呕吐等伴随症状。

3．全身反应　发热、营养不良、消瘦、低蛋白血症、贫血等。

4．肠外表现　皮肤黏膜病变、眼部病变、肝胆疾病、血栓性疾病、关节损伤等。

5．并发症　瘘管、肠梗阻、穿孔、脓肿、出血、肛周病变等。

6．既往史及个人史　手术病史（包括阑尾切除史等）、用药史（包括抗生素及 NSAIDs 药物等）、结核患者接触史或病史等、疫区居住史、近期旅行史、食物不耐受史、吸烟史、家族史等。

【体格检查】

1．全身情况　注意体形、体温、脉搏、血压，有无水肿及贫血现象等。

2．有无腹部压痛，注意压痛部位、程度，有无肌紧张，有无腹部包块及瘘管，病变所在的部位、大小。

3．有无眼部、皮肤、关节、肛周病变的体征。

【辅助检查】

1．血液检查　贫血、白细胞计数增加、红细胞沉降率加快及 C 反应蛋白增高均提示疾病处于活动期，怀疑合并病毒感染时，可进行血清病毒 IgM 及 DNA 检测。

2．粪便检查　肉眼观可见黏液、脓血，显微镜下可见白细胞、红细胞、脓细胞，急性发作期可见巨噬细胞，粪便钙卫蛋白增高提示肠黏膜炎症处于活动期。粪便病原学检查可排除感染性结肠炎，怀疑合并有艰难梭菌感染时可通过培养、毒素检测及核苷酸 PCR 等方法证实。

3．内镜检查

（1）结肠镜检查：可直接观察肠黏膜变化，必要时取活组织检查，并可确定病变范围。溃疡性结肠炎（UC）病变主要累及大肠，行结肠镜检查可见病变呈连续性、弥漫性、倒灌性分布，从直肠开始逆行向近端扩展，内镜下可见黏膜血管纹理模糊、紊乱或消失、充血、水肿、质脆、出血及脓性分泌物附着；病变明显处可见弥漫性糜烂及多发浅溃疡。慢性病变常见黏膜粗糙，呈细颗粒状、炎性息肉及桥状黏膜。在反复溃疡愈合、瘢痕形成过程中结肠变形缩短、结肠袋变浅、变钝或消失。克罗恩病（CD）可能累及全消化道，为全层受累，病变呈节段性或跳跃性（非连续性）分布，可见纵行溃疡，溃疡周围黏膜正常或增生呈鹅卵石样，肠腔狭窄，有炎性息肉，病变肠段之间黏膜外观正常。

（2）其他内镜检查：由于 CD 病变受累范围广，必要时需使用其他内镜检查。胃镜检查可以帮助我们了解上消化道受累情况。胶囊内镜和小肠镜检查可以帮助我们了解小肠的病灶，但是由于该病容易造成肠腔狭小及梗阻，行胶囊内镜检查有胶囊滞留的风险。小肠镜检查适用于病变局限于小肠，其他手段无法诊断，特别是需要活检的患者。

4．影像学检查

（1）X 线钡剂灌肠检查可用于无法行结肠镜检查的患者了解结肠情况的检查方式，UC 患者存在以下征象：①黏膜粗乱及（或）颗粒样改变；②多发性浅溃疡，表现为管壁边缘呈毛刺状或锯齿状，见小龛影，也可有炎性息肉而表现为多个小的圆或卵圆形充盈缺损；③结肠袋消失，肠壁变硬，肠管缩短、变细，可呈铅管状。

（2）CT 肠造影（CTE）或磁共振肠造影（MRE）：CTE 或 MRE 可作为小肠 CD 的常规检查。活动期表现为肠壁明显增厚，肠黏膜明显强化，伴有肠壁分层的改变；黏膜内环和外环强化明显，呈现出"靶征"和"双晕症"；肠系膜血管增多、扩张、扭曲，呈现出"梳状征"。另外还有肠系膜脂肪密度增高、淋巴结肿大等影像学改变。

5．病理检查　UC 病变自直肠开始，逆行向近端发展，可累及全结肠及末段回肠，病变局限于黏膜与黏膜下层，呈连续性、弥漫性分布。活动期结肠黏膜固有层内弥漫性中性粒细胞、淋巴细胞、浆细胞、嗜酸性粒细胞浸润，可见黏膜糜烂、溃疡及隐窝炎、隐窝脓肿。慢性期隐窝结构紊乱，腺体萎缩变形、排列紊乱及数目减少，杯状细胞减少，出现潘氏细胞化生及炎性息肉。CD 可累及全消化道多个部位，呈节段性、局灶性分布，累及肠壁全层，大体标本病理表现为纵行溃疡、鹅卵石样外观、肠壁增厚、肠腔狭窄、肠系膜脂肪包绕等特征，组织病理表现为隐窝结构异常、非干酪性肉芽肿、裂隙状溃疡、神经节细胞的增多和神经节周围炎等。

【诊断与鉴别诊断】

1．UC 的诊断

（1）诊断标准：具有持续或反复发作腹泻和黏液脓血便、腹痛、里急后重，伴有（或不伴）不同程度全身症状者，在排除细菌性痢疾、阿米巴痢疾、慢性血吸虫病、肠结核等感染性肠炎，以及 CD、缺血性肠炎、放射性肠炎等的基础上，具有上述结肠镜检查重要改变中至少 1 项或上述 X 线钡剂灌肠检查征象中至少 1 项及黏膜活检的组织学所见可以诊断本病。

（2）注意事项：初发病例及临床表现、结肠镜改变不典型者，暂不做出诊断，需随访 3 ~ 6 个月，根据病情变化再做出诊断。

（3）疾病评估：临床类型、临床严重程度、病变范围、病情分期及并发症。

2．UC 的鉴别诊断

（1）感染性肠炎：各种细菌感染如志贺菌、沙门菌等，可引起腹泻、黏液脓血便、里急后重等症状，易与 UC 混淆。粪便致病菌培养可分离出致病菌。抗生素可治愈。

（2）阿米巴肠炎：病变主要侵犯右侧结肠，也可累及左侧结肠，结肠溃疡较深，边缘潜行，溃疡间的黏膜多正常。粪便或结肠镜取溃疡渗出物检查可找到溶组织阿米巴滋养体或包囊。血清抗阿米巴抗体呈阳性，抗阿米巴治疗有效。

（3）血吸虫病：有疫水接触史，常有肝脾大。粪便检查可发现血吸虫卵，孵化毛蚴阳性。结肠镜检查在急性期可见黏膜黄褐色颗粒，活检黏膜压片或组织病理检查发现血吸虫卵。血清血吸虫抗体检测亦有助于诊断。

（4）CD：病变呈节段性分布，直肠受累少见，容易出现梗阻及狭窄。内镜下表现为纵行溃疡、黏膜呈卵石样，病变间的黏膜正常。病理表现为裂隙状溃疡、非干酪性肉芽肿、黏膜下层淋巴细胞聚集等。

（5）大肠癌：多见于中年以后，直肠癌患者经直肠指检常可触到肿块，结肠镜及活检可确诊。须注意 UC 也可发生结肠癌变。

（6）肠易激综合征：粪便可有黏液但无脓血，显微镜检查正常，隐血试验阴性，粪钙卫蛋白浓度正常。结肠镜检查无器质性病变证据。

3．CD 的诊断

（1）诊断依据：缺乏单一的诊断金标准，其诊断需基于临床表现和内镜、组织学、影像学表现和（或）生化检查的综合评估。对慢性起病，反复腹痛、腹泻、体重下降，特别是伴有肠梗阻、腹部压痛、腹部包块、肠瘘、肛周病变、发热等表现者，临床上应考虑本病。CD 是一种排他性疾病，需排除各种肠道感染性或非感染性炎症疾病及肠道肿瘤，然后根据世界卫生组织提出的 CD 诊断要点进行诊断。

（2）疾病评估：临床类型及病变范围、活动性及严重程度、肠外表现及并发症。

（3）注意事项：对于初诊的不典型病例，应通过随访观察，逐渐明确诊断。

4．CD 的鉴别诊断

（1）肠结核：肠结核常合并肠外结核，或有结核病史或存在结核患者接触史，合并全身中毒症状。内镜下以环形溃疡为主，病理可见干酪样肉芽肿，干扰素释放试验及结核菌素试验阳性，抗结核治疗有效。

（2）肠淋巴瘤：临床表现为非特异性的胃肠道症状，腹痛、腹部包块、体重下降、肠梗阻、消化道出血等多见，发热少见，与 CD 鉴别有一定困难。如 X 线检查见一肠段内广泛侵蚀、较大的指压痕或充盈缺损，超声或 CT 检查肠壁明显增厚、腹腔淋巴结肿大，有利于淋巴瘤的诊断。淋巴瘤一般进展较快。小肠镜下活检或必要时手术探查可获得病理确诊。

（3）UC：腹痛、黏液脓血便多见，病变呈连续性、倒灌性分布，直肠受累明显。内镜下可见黏膜弥漫性充血水肿，血管紊乱或消失，病变明显处，可见弥漫性糜烂或多发性浅溃疡，表面附有脓性分泌物。

（4）急性阑尾炎：腹泻少见，常有转移性右下腹痛，压痛限于麦氏点。血常规检查白细胞计数增高更为显著，可资鉴别，但有时需开腹探查才能明确。

【治疗】

UC 的治疗目标是诱导并维持症状缓解和黏膜愈合，防治并发症，改善患者生存质量。CD 的治疗目标是诱导和维持缓解，预防并发症，改善生存质量。

1．控制炎症反应

（1）氨基水杨酸制剂：用于轻、中度 UC 诱导缓解及维持治疗；对 CD 疗效有限，用于病变局限在回肠末端和结肠的轻症 CD。根据病变部位选择合适剂型的药物（如口服剂、栓剂、灌肠剂）治疗。如症状不能控制、疾病进展，应及时改用其他治疗方法。常用药物包括美沙拉嗪 [5- 氨基水杨酸（5-ASA）] 制剂、柳氮磺吡啶（SASP）等。

（2）糖皮质激素：用于对 5-ASA 疗效不佳的中、重度 UC 患者的诱导缓解治疗，以及各型中、重度 CD 以及对 5-ASA 无效的轻度 CD 患者。只用于活动期的诱导缓解，症状控制后应逐渐减量至停药，不宜长期使用。减量期间加用免疫抑制剂或 5-ASA 维持治疗。根据病情严重程度选择口服或静脉制剂。常用药物包括泼尼松、氢化可的松、甲泼尼龙、布地奈德等。

（3）免疫抑制剂：用于 5-ASA 维持治疗疗效不佳、症状反复发作及激素依赖的 UC 患者的维持治疗，以及激素无效或激素依赖 CD 患者的维持治疗。常用制剂有硫唑嘌呤、巯嘌呤等，常见不良反应是胃肠道症状及骨髓抑制，使用期间应定期监测血白细胞计数。不耐受者可选用甲氨蝶呤。维持治疗的疗程根据具体病情决定。

（4）抗菌药物：主要用于并发感染的治疗，如合并腹腔脓肿或肛周脓肿的治疗，在充分引流的前提下使用抗生素。常用硝基咪唑类及喹诺酮类药物，也可根据药敏试验选用抗生素。

（5）生物制剂：用于中重度 UC 或 CD 患者，存在高危因素的患者可优先选择生物制剂。常用药物包括抗 TNF-α 的单克隆抗体，如英夫利昔单抗（infliximab）及阿达木单抗（adalimumab），整合素受体拮抗剂维得利珠单抗（vedolizumab）及 IL-12/IL-23 受体拮抗剂尤特克单抗（ustekinumab）等。

（6）全肠内营养：不仅能提供机体代谢所需营养，还能诱导炎症缓解。在青少年及儿童活动期 CD 患者中，肠内营养与激素的诱导缓解率相当，推荐首选肠内营养治疗。另外，常规药物治疗效果欠佳或不能耐受者，全肠内营养对控制症状、降低炎症反应有帮助。

2．对症治疗

（1）及时纠正水、电解质平衡紊乱：严重贫血者可输血，低蛋白血症者应输注血白蛋白。重症患者酌情使用要素饮食及营养支持治疗。全肠内要素饮食除营养支持外，还有助于诱导 CD 缓解。病情严重或存在并发症时应禁食，并予全肠外营养治疗。

（2）腹痛、腹泻的对症治疗：慎重使用抗胆碱能药物或止泻药如地芬诺酯（苯乙哌啶）或洛哌丁胺。重症 UC 患者应禁用，因有诱发中毒性巨结肠的危险。对重症 UC 有继发感染者，应静脉给予广谱抗生素。

3．患者教育

（1）活动期患者应充分休息，调节好情绪，避免心理压力过大。

（2）急性活动期 UC 患者应进食流质或半流质饮食，病情好转后改为富营养、易消化的少渣饮食，不宜过于辛辣。重症 CD 患者酌情使用要素饮食及营养支持治疗。注重饮食卫生，避免肠道感染性疾病。

（3）按医嘱服药及定期医疗随访，不要擅自停药。反复病情活动者，应有长期服药的心理准备。

4．手术治疗

（1）UC 紧急手术指征为并发大出血肠穿孔及中毒性巨结肠经积极内科治疗无效。择期手术指征包括：①并发结肠癌变；②内科治疗效果不理想、药物副反应大不能耐受、疾病严重影响患者生存质量。一般采用全结肠切除加回肠储袋肛管吻合术。

（2）CD 手术适应证主要是针对并发症，包括肠梗阻、腹腔脓肿、急性穿孔、不能控制的大量出血及癌变。瘘管的治疗比较复杂，需内外科医生密切配合，根据具体情况决定个体化治疗方法，包括内科治疗与手术治疗。对于病变局限且已经切除者，术后可定期随访。大多数患者需使用药物预防复发，常用药物为硫唑嘌呤或巯嘌呤。对易于复发的高危患者可考虑使用英夫利昔单抗。预防用药推荐在术后 2 周开始，持续时间不少于 4 年。

四、复习思考题

1. 溃疡性结肠炎的诊断要点有哪些？
2. 克罗恩病的诊断要点有哪些？
3. 溃疡性结肠炎和克罗恩病的鉴别要点有哪些？
4. 炎性肠病的治疗措施有哪些？

（钟晓琳）

第六节　急性胰腺炎

实习地点：内科病房与示教室

实习学时：2 学时

一、实习目的

1. 掌握急性胰腺炎（AP）的典型临床表现、诊断及治疗方法。
2. 熟悉急性胰腺炎的病因和鉴别诊断。
3. 了解急性胰腺炎的发病机制。

二、实习内容

【定义】
　　急性胰腺炎是多种病因导致胰腺组织自身消化所致的胰腺水肿、出血及坏死等炎症性损伤，多数患者病情轻，预后好，少数患者可伴发多器官功能障碍及胰腺局部并发症，死亡率高。

【基本概念】
　　急性胰腺炎是由多种病因导致胰腺组织自身消化所致的胰腺水肿、出血及坏死等炎症性损伤。

【病因及发病机制】

1．病因　常见病因为胆石症，其次是酒精性胰腺炎，高甘油三酯血症性胰腺炎目前发病率逐渐增高，其他少见原因有内镜逆行胰胆管造影（endoscopic retrograde cholangiopancreatography，ERCP）术后、创伤等。

2．发病机制　各种致病因素导致大量活化的胰酶消化胰腺本身及周围组织，激活炎症级联反应，严重时导致多器官功能损害，包括胃肠道、肺、心血管、肾等；胰腺微循环障碍使胰腺出血、坏死。

【询问病史】

1．典型症状　急性发作的腹痛，为持续性，位于中上腹甚至全腹的剧烈腹痛，常向背部放射，可伴有恶心、呕吐、腹胀、发热等，呕吐后疼痛不缓解。

2．病因及诱因　询问有无病因，如胆道结石、高脂血症、大量饮酒、腹部手术、创伤、ERCP检查；有无诱因，如饮酒和高脂饮食。

3．既往史　询问有无胆道疾病、高脂血症、多次发生的急性胰腺炎病史。

4．家族史　少数患者有遗传因素，询问家族中有无高脂血症或肥胖患者。

【体格检查】

1．生命体征　重症急性胰腺炎患者生命体征变化快。脉搏大于120次/分钟、呼吸频率大于30次/分钟、血压低于90/60 mmHg，预示患者病情危重，可能发生器官功能衰竭，有生命危险。

2．全身情况　重症急性胰腺炎患者可出现口唇发绀、四肢湿冷、皮肤花斑、低血压或休克、脱水、呼吸困难、意识模糊等。

3．腹部体征

（1）轻症急性胰腺炎：有中上腹部压痛、反跳痛，多无肌紧张。

（2）中度重症急性胰腺炎：有明显中上腹甚至全腹压痛、反跳痛，可以伴有腹胀、腹部膨隆，典型急性腹膜炎体征，肠鸣音减少。

（3）重症急性胰腺炎：腹胀明显，全腹压痛、反跳痛，出现麻痹性肠梗阻表现，肠鸣音减少甚至消失，少数患者于两侧胁腹部及脐周出现皮肤灰蓝或青紫，分别称为Grey-Turner征和Cullen征。后期2～4周若有假性囊肿发生可于上腹部触及包块。

【分型分期】

1．急性胰腺炎分型　①轻症急性胰腺炎（MAP）：无器官衰竭和胰腺坏死。②中度重症急性胰腺炎（MSAP）：一过性器官功能衰竭（＜48小时）和（或）合并无菌性胰腺坏死。③重症急性胰腺炎（SAP）：持续性器官功能衰竭（＞48小时）或合并感染性胰腺坏死。④另外，伴有感染的危重急性胰腺炎（CAP）是一种新分类，值得临床关注。

2．急性胰腺炎分期　早期（系统性炎症反应综合征期，SIRS期）多为病程第1～2周；后期（感染期）为发病2周以后。只有MSAP或SAP才有后期，临床表现为急性胰腺炎的局部并发症和（或）全身并发症持续存在。

【并发症】

1．局部并发症　急性胰周液体积聚（APFC）、急性坏死物积聚（ANC）、胰腺假性囊肿（PPC）、包裹性坏死（WON）、感染性胰腺坏死（IPN）。

2．全身并发症 系统性炎症反应综合征（SIRS）、器官功能衰竭（包括呼吸系统、循环系统、肾等）、脓毒症、腹腔内高压/腹腔间隔室综合征（ACS）、胰性脑病。

【辅助检查】

1．血清淀粉酶和脂肪酶 血清淀粉酶在起病后 2～12 小时开始升高,48 小时开始下降,持续 3～5 天。血清脂肪酶在起病后 24～72 小时开始上升，持续 7～10 天。血清淀粉酶和（或）脂肪酶升高 3 倍以上，需考虑 AP，但二者的活性高低与疾病严重程度不成比例。

2．肝肾功能 持续升高的 BUN > 7.5 mmol/L、肌酐进行性增高是病情重症化的指标。

3．血糖、血脂和电解质 血糖水平可以反映胰腺坏死程度。血甘油三酯水平升高既可能是急性胰腺炎的病因，也可能是急性应激反应导致。血钙水平低通常反映胰腺坏死严重。

4．血常规及炎症指标 多有白细胞增多，血细胞比容（HCT）> 44% 提示血液浓缩。C 反应蛋白是可以反映全身炎症反应或感染的重要指标，发病 72 小时后血清 CRP ≥ 150 mg/L 提示 AP 病情较重。血清降钙素原（PCT）反映是否合并感染，PCT 是预测胰腺感染最敏感的实验室指标。

5．动脉血气分析 反映血液 pH 值、动脉血氧分压（PaO_2）、二氧化碳分压，对于判断肺损伤和急性呼吸窘迫综合征（ARDS）有重要价值。

6．腹部超声 简便易行、可重复，是寻找急性胰腺炎胆道病因的首选影像学方法，应 3 天复查一次。

7．腹部 CT CT 平扫有助于确定有无胰腺炎、胰周炎症性改变及胸、腹腔积液；增强 CT 有助于确定胰腺坏死程度。急诊患者应在就诊后 12 小时内完成 CT 平扫，增强 CT 一般宜在起病 72 小时左右进行，以后每周复查 CT 平扫。

8．磁共振胆胰管成像（MRCP）及内镜超声检查（EUS） MRCP 有助于判断胆源性 AP 的病因，EUS 有助于胆道微结石诊断。

【诊断与鉴别诊断】

（一）诊断

急性胰腺炎是临床常见急腹症，可谓急腹症之最，起病最急、变化最快、病情最重、病死率最高。近年来发病率不断升高，病死率居高不下。因此急性胰腺炎早期及时正确诊断非常重要，可以最大程度减少胰腺炎症对机体损伤、缩短病程、改善预后。

1．诊断方法 根据典型的临床表现、血淀粉酶及腹部超声、CT 影像学检查，常可早期做出诊断。但须注意淀粉酶水平与病情常不成正比。

2．诊断标准 临床符合以下 3 项特征中两项即可诊断急性胰腺炎：①急性、持续中上腹痛。②血清淀粉酶或脂肪酶浓度至少高于正常上限值 3 倍。③腹部影像学符合胰腺炎改变。

3．急性胰腺炎完整诊断应包括严重程度、病因、局部和全身并发症。

（二）鉴别诊断

1．消化性溃疡急性穿孔 多有消化性溃疡病史、突发剧烈腹痛，且有腹肌板样强直、肝浊音区消失，腹部 X 线见膈下游离气体，血淀粉酶一般不超过 500 Somogyi（苏氏）单位。

2．胆石症和胆囊炎 常有绞痛发作史，疼痛多在右上腹，可向右肩放射；可有黄疸，Murphy（墨菲）征阳性；超声和 X 线检查可有胆结石与胆囊炎征象，血和尿淀粉酶可轻度升高。

3. 急性缺血性肠病 严重弥漫性腹痛、腹胀，伴恶心、呕吐、腹泻或便血。一般症状重、体征轻，合并肠管坏死时有腹膜炎表现。结肠镜检查提示缺血性肠病，腹部增强CT可见肠系膜血管造影剂充盈缺损，可有肠壁水肿、肠坏死表现。

4. 急性肠梗阻 有阵发性腹绞痛、腹胀、呕吐、便秘和肛门不能排气，可闻及高调肠鸣音，腹部X线/CT可见气液平，可见孤立的肠袢、弹簧征等，血和尿淀粉酶可轻度升高。

5. 心肌梗死 有冠心病史，常突然发病，心前区有压迫感或疼痛，疼痛也可见于上腹部，心电图检查及心肌损伤标志物可资鉴别。

6. 其他 有时需与急性阑尾炎、肾绞痛、异位妊娠破裂、伴急性腹痛的糖尿病酮症酸中毒相鉴别。

【治疗】

AP的治疗原则为寻找并去除病因，控制炎症。

1. 监护 密切观察体温、脉搏、呼吸、血压水平，神志、尿量和排便情况；每日动态掌握腹部体征变化、白细胞计数、血淀粉酶值、电解质水平与血气分析情况；超声每3天一次，重症患者需每周做一次CT检测。

2. 液体复苏 旨在迅速纠正组织缺氧，维持血容量及水、电解质平衡。起病后若有循环障碍，24小时内是液体复苏的黄金时期。每4~6小时进行评估，复苏达标指征为脉搏率（PR）≤120次/分，平均动脉压（MAP）65~85 mmHg，尿量>1.0 ml/(h·kg)，HCT为30%~35%。

3. 抑制胰酶分泌及活性

（1）禁食禁水与胃肠减压：急性胰腺炎早期禁食，腹胀者需持续胃肠减压。患者病情恢复后，进食需符合条件：疼痛停止、热退、血白细胞恢复正常。进食开始宜清淡，如水、米汤、菜汁，逐渐进食低脂、低蛋白饮食。若再次疼痛应再次禁食。

（2）生长抑素及类似物：溶于生理盐水50 ml中，持续静脉泵入，5~7天。

（3）质子泵抑制剂，如艾司奥美拉唑40 mg静脉推注或雷贝拉唑20 mg静脉滴注，一日两次。

（4）抑肽酶（Trasylol）2万U/(kg·d)，分两次溶于葡萄糖溶液静脉滴注；加贝酯2.5 mg/(kg·h)，静脉滴注2~3日。

4. 早期肠内营养 在胃肠功能耐受情况下，尽早开展肠内营养，有助于维持肠屏障功能、控制SIRS，防止肠道细菌移位导致感染。推荐采用鼻空肠管。

5. 镇痛 阿托品0.5 mg或山莨菪碱（654-2）10 mg肌内注射（肌注），但有麻痹性肠梗阻者不宜用。疼痛剧烈时可用哌替啶50~100 mg肌内注射。

6. 中医中药治疗 生大黄、芒硝或柴芍承气汤，随症加减剂量。可采用口服、鼻饲或灌肠，对重症胰腺炎有较好疗效。芒硝外敷，可促进胰周渗液及胰腺坏死组织吸收。

7. 抗菌药物 胆源性急性胰腺炎或胰腺坏死面积>30%，合并感染风险高，可预防性使用抗菌药物。疑似或确定胰腺感染时，应及时经验性使用针对革兰氏阴性菌和厌氧菌的、能透过血胰屏障的抗生素，推荐采用降阶梯方案，不常规行穿刺抽吸液培养。

8. 防治器官功能衰竭 吸氧使SpO_2>95%，发生ARDS时可能需呼吸机支持。难以纠正的急性肾功能不全需连续肾脏替代治疗（CRRT）支持。中药、导泻等措施能减轻肠麻痹，尽快恢复肠功能，维护肠道屏障功能。

9．内镜微创治疗　十二指肠镜下Oddis括约肌切开术（EST）适用于胆源性胰腺炎，以减压引流和去除胆石梗阻。胰腺局部并发症可采用经皮超声引导下穿刺引流术、内镜下经胃坏死切除术等治疗。

10．降脂治疗　高脂血症性胰腺炎，需采取综合措施尽快降低甘油三酯水平，如使用贝特类降脂药、胰岛素＋肝素，血浆置换等。

11．手术　近年来需要外科手术的胰腺炎患者越来越少，对于既往有手术指征的患者目前主张采取"升阶梯治疗方案"：在基础治疗上，掌控时机，首先以微创介入，疗效不满意时及时手术。

手术适应证包括：①经内科及微创治疗效果不好的感染性胰腺坏死（IPN）、有压迫症状的假性囊肿。②胆源性急性胰腺炎合并胆囊结石，推荐尽早行胆囊切除术；胆源性胰腺炎需手术解除梗阻，有时也可以通过内镜下EST治疗。③腹腔大出血时，首选腹部CTA或血管造影，明确出血部位和原因，如为假性动脉瘤出血则行栓塞术，必要时手术治疗。

【预后】

轻症胰腺炎经1～2周治疗可痊愈；中度重症急性胰腺炎病程约2周；重症急性胰腺炎病情凶险，治疗方法复杂，治疗费用高，疗效差异很大，病死率约15%。未去除病因的部分患者容易反复发作AP，经反复炎症及纤维化可演变为慢性胰腺炎。

（彭　燕）

第七节　肝硬化

实习地点：内科病房

实习学时：3学时

一、实习目的

掌握肝硬化的临床表现和诊断要点，熟悉本病鉴别诊断、并发症及治疗原则。

二、实习内容

【定义】

肝硬化是各种慢性肝病进展至以肝慢性炎症、弥漫性纤维化、假小叶、再生结节和肝内外血管增殖为特征的病理阶段。代偿期无明显症状，失代偿期以门静脉高压和肝功能减退为临床特征。

【询问病史】

1．询问可能引起各种肝硬化的病因，如患病毒性肝炎（尤其乙型、丙型肝炎）、长期饮酒、服用肝毒性的药物、长期反复接触肝毒物等。

2．有无乏力、消瘦、食欲减退、低热等全身症状。

3．消化道症状　有无餐后饱胀、恶心、呕吐、脂肪餐膳食后腹泻及消化吸收不良等表现。

4．有无呕血、黑便及鼻出血、齿龈出血及紫癜等出血倾向。

5．有无男性乳房发育、性欲减退，女性闭经或月经失调、乳房肿块等。

6．有无皮肤、巩膜黄染，发现时间，为持续性还是间歇性出现。

7．腹部有无包块，何时发现及其部位，是否继续长大，局部有无疼痛。

8．有无腹胀、腹围增大及双下肢水肿。

9．肝性脑病者，应了解昏迷前有无感染、消化道大出血、手术、放腹水、大量食入高蛋白质饮食、服用含氨或氨基酸类药物，或使用吗啡、巴比妥类等镇静催眠及麻醉药、大量利尿剂等。

【体格检查】

1．注意体温、精神状态，是否有消瘦、贫血表现、黄疸、肝病面容。

2．有无内分泌失调现象　如肝掌、蜘蛛痣，男性乳房发育、睾丸萎缩、阴毛脱落，女性乳房囊肿。

3．有无出血倾向　如紫癜、齿龈出血、鼻出血等。

4．有无门静脉高压现象　如腹壁静脉曲张、腹水、脾大、痔疮等。

5．注意肝本身情况　大小、形态、质地及有无血管杂音。

6．双下肢有无水肿、有无胸腔积液等，有无皮肤色素沉着、面部毛细血管扩张。

7．有无肝性脑病表现　如性格变化、情绪抑郁或欣快、表情淡漠、反应迟钝、嗜睡、昏迷等。

【辅助检查】

1．血常规　轻度贫血、脾功能亢进时白细胞及血小板降低。

2．尿常规　肝肾综合征时尿蛋白、管型及尿胆原增加，有黄疸时可出现尿胆红素。

3．肝功能实验　代偿期肝硬化的肝功能实验大多正常或有轻度异常，失代偿患者多有以下改变：

（1）半数以上患者，血清胆红素含量轻度增加。

（2）总胆固醇低于正常。

（3）转氨酶常有轻中度增高，处于肝细胞活动期者，ALT 水平高于 AST；当肝细胞严重坏死时，AST 水平明显高于 ALT。

（4）血浆总蛋白可正常、降低或增高，但白蛋白降低、球蛋白增高，白蛋白球蛋白比值倒置。

（5）血清蛋白电泳中白蛋白减少、γ-球蛋白增高。

（6）磺溴酞钠（BSP）潴留试验＞ 10%。

（7）凝血酶原时间延长，注射维生素 K_1 不能纠正。

（8）血清单胺氧化酶（MAO）、胰多肽（PP）、透明质酸、层黏连蛋白等浓度常显著增高。

4．免疫学检查　免疫球蛋白 IgA、IgG、IgM 增高；乙型肝炎病毒（HBV）、丙型肝炎病毒（HCV）、丁型肝炎病毒（HDV）抗原可呈阳性，血清自身抗体可呈阳性；类风湿因子可呈阳性，自身玫瑰花结形成率及淋巴细胞转化率降低。

5．腹水检查　一般为漏出液，并发感染时可为渗出液，如为血性应高度怀疑癌变或感染。

6．影像学检查

（1）食管 X 线钡餐检查可见食管下段静脉曲张。

（2）肝、脾超声可了解肝、脾大小及门静脉压力增高、有无门静脉血栓的情况。

（3）CT 和 MRI 检查可示早期肝大、晚期肝右叶和左叶比例失调（右叶萎缩、左叶长大）、形态不规则，脾大，腹水，门静脉主干内径增宽、门静脉血栓（是否存在）。

（4）彩色多普勒检查可示血流速度、方向和血流量。

7．胃镜检查　可见食管、胃底静脉曲张的部位及程度，以及出血风险，可行内镜下套扎、组织胶治疗术。

8．穿刺时见肝有假小叶形成为确诊金标准。

9．腹腔镜检查　可直视肝表面并做活检，有助于诊断及鉴别肝炎或肝癌。

【诊断】

1．确定有无肝硬化

（1）肝功能减退

1）肝功能减退的临床表现：如乏力、消瘦、食欲减退、消化不良、腹胀、营养不良等表现。

2）肝功能减退的实验室结果：白蛋白水平降低、球蛋白水平增高（主要为 γ- 球蛋白）白蛋白球蛋白比值倒置、BSP ＞ 10% 以上等。

3）肝功能减退的体征：蜘蛛痣、肝掌、男性乳房发育、黄疸等。

（2）门静脉高压

1）门腔侧支循环形成：体检发现腹壁静脉曲张，胃镜下见食管、胃底静脉曲张；腹部增强 CT 及门静脉成像有利于对门静脉高压状况进行较全面的评估。

2）脾大：血小板计数降低是较早出现的门静脉高压的信号，并随着脾长大，脾功能亢进渐渐加重，并出现红细胞、白细胞计数下降。

3）肝硬化腹腔积液：无感染时为漏出液，合并腹膜炎时表现为渗出液或介于渗出液、漏出液之间。血清腹腔积液清蛋白梯度（SAAG）有助于鉴别腹水性质。

2．尽可能搜寻肝硬化病因，以利于对因治疗。

3．肝功能评估　包括血清胆红素、血浆白蛋白水平，PT 值，以及有无腹水、肝性脑病。

4．并发症诊断

（1）食管、胃底静脉曲张破裂出血、门静脉高压性胃肠病：消化内镜、腹部增强 CT、门静脉成像是重要的检查方法。

　　（2）胆石症：腹部超声及 MRCP。

　　（3）自发性细菌性腹膜炎：低热、腹胀、腹腔积液持续不减少或快速增长，严重者诱发肝性脑病、中毒性休克；查体有全腹压痛、腹膜刺激征；腹腔积液外观混浊，性质为渗出液，可培养出致病菌。

　　（4）肝性脑病：诊断依据：①有严重肝病和（或）广泛门体侧支循环形成的基础及肝性脑病的诱因；②出现中枢神经系统功能失调的症状，如性格改变、精神及行为异常、睡眠倒错或嗜睡、肌张力增高；③肝功能生化指标明显异常和（或）血氨增高；④头部影像检查排除脑血管意外或颅内肿瘤等。

　　（5）门静脉血栓或海绵样变：腹部增强 CT 及门静脉成像可诊断。

　　（6）肝肾综合征：诊断依据：①肝硬化合并腹腔积液；②可分为急进型（Ⅰ型，血清肌酐浓度在 2 周内升至 2 倍基线值）和缓进型（Ⅱ型，血清肌酐 > 133 μmol/L）；③停用利尿剂 > 2 天以上，并经清蛋白扩容后，血清肌酐值无改善；④排除休克；⑤近期未应用肾毒性药物或扩血管药物；⑥排除肾实质疾病。

　　（7）肝肺综合征：杵状指、严重低氧血症、肺内毛细血管扩张。

【鉴别诊断】

　　1．与引起腹腔积液和腹部膨隆的疾病鉴别　结核性腹膜炎、腹腔内肿瘤、肾病综合征、缩窄性心包炎、巨大卵巢囊肿等。

　　2．与引起肝大及肝结节性病变鉴别　慢性肝炎、血液病、原发性肝癌、血吸虫病等。

　　3．肝硬化并发症需与以下疾病鉴别：

　　（1）上消化道出血：与消化性溃疡、糜烂出血性胃炎、胃癌等鉴别。

　　（2）肝性脑病：与低血糖、糖尿病酮症酸中毒、尿毒症、脑血管意外、脑部感染、镇静药使用过量等鉴别。

　　（3）肝肾综合征：与慢性肾小球肾炎、急性肾小管坏死等鉴别。

　　（4）肝肺综合征：与肺部感染、哮喘等鉴别。

【治疗】

　　1．一般治疗

　　（1）休息：代偿期患者宜适当减少活动，可参加轻体力劳动；失代偿期患者应以卧床休息为主。

　　（2）饮食：以高热量、高蛋白质和维生素丰富而易消化的食物为宜；肝功能显著损害或有肝性脑病先兆时，应限制或禁食蛋白质。

　　（3）支持治疗：失代偿期患者食欲缺乏、进食量少，且多有恶心、呕吐等症状，宜静脉输入高渗葡萄糖液以补充能量，液体中可加入维生素 C、胰岛素、氯化钾等。应特别注意维持水、电解质和酸碱平衡，病情较重者应使用复方氨基酸、白蛋白或鲜血。

　　2．药物治疗　目前尚无特效药，避免使用不必要、疗效不明确的药物。

　　3．腹水的治疗　在上述一般治疗的基础上，腹水的治疗可采取以下方法，其中以利尿剂的使用最为广泛。

　　（1）限制钠、水的摄入：腹水患者必须限钠，给予无盐或低盐饮食，每日摄入钠限制在 500 ～ 800 mg（氯化钠 1.2 ～ 2.0 g）；进水量限制在 1000 ml/d 左右，如有显著低钠血症，则应限制在 500 ml 以内。

（2）利尿剂：主要使用螺内酯（spironolactone，安体舒通）和呋塞米（furosemide，速尿）。螺内酯为储钾利尿剂，呋塞米为排钾利尿剂，单独使用呋塞米时应同时服用氯化钾。目前主张螺内酯和呋塞米联合应用，可起到协同作用，并减少电解质紊乱。使用螺内酯和呋塞米的剂量比例为 100 mg：40 mg。剂量不宜补充过大，利尿速度不宜过猛，以免诱发肝性脑病、肝肾综合征等

（3）放腹水加输注白蛋白：单纯放腹水只能临时改善症状，2～3 天内腹水会迅速复原。可以放腹水加输注白蛋白治疗难治性腹水，每日或每周 3 次放腹水，每次 4000～6000 ml；亦可一次放 10 000 ml，同时静脉输注白蛋白 40 g，这种方式比大剂量利尿剂治疗效果好。

（4）提高血浆胶体渗透压：每周定期少量、多次静脉输注新鲜冰冻血浆或白蛋白，对改善机体一般情况、恢复肝功能、提高血浆渗透压、促进腹水的消退等很有帮助。

（5）腹水浓缩回输：是治疗难治性腹水的较好办法。但不良反应和并发症有发热、感染、电解质紊乱等，存在较大风险。注意有感染的腹水不可回输。

（6）腹腔 - 颈静脉引流：又称 Le Veen 引流法。采用装有单向阀门的硅管，一端留置于腹腔，另一端自腹壁皮下朝向头颈，插入颈内静脉，利用腹腔 - 胸腔压力差，将腹水引向上腔静脉。

（7）经颈静脉肝内门体分流术（TIPS）：近年来开展的 TIPS 是一种以介入放射学的方法，在肝内的门静脉与肝静脉的主要分支间建立分流通道。此方法能有效降低门静脉压力，创伤小，适用于食管静脉曲张破裂大出血和难治性腹水，但易诱发肝性脑病。

4．门静脉高压症的手术治疗　手术治疗的目的主要是降低门静脉系统压力和消除脾功能亢进，有各种分流术、断流术和脾切除术等。

5．并发症治疗

（1）上消化道出血：应采取急救措施，包括禁食、静卧、加强监护、迅速补充有效血容量（静脉输液、鲜血）以纠正出血性休克和采用有效止血措施及预防肝性脑病等。预防食管曲张静脉破裂出血经止血后再发生出血，可定期通过内镜对曲张静脉注射硬化剂或静脉套扎术及长期服用普萘洛尔、单硝酸异山梨酯等降低门静脉压力的药物。

（2）自发性腹膜炎：并发自发性腹膜炎和败血症后，应积极加强支持治疗和抗菌药物的应用。强调早期、足量和联合应用抗菌药物，选用主要针对革兰氏阴性杆菌并兼顾革兰氏阳性球菌的抗菌药物，如氨苄西林、头孢噻肟钠、头孢他啶、头孢曲松钠（头孢三嗪）、环丙沙星等，选择 2～3 种药物联合应用，然后根据治疗的反应和细菌培养结果，调整抗菌药物，用药时间不得少于 2 周。

（3）肝性脑病：采取一系列综合措施，如消除并发症（抗炎、止血、纠正水电解质紊乱）及保持结肠酸环境等。

（4）肝肾综合征：可采取以下措施：① 迅速控制上消化道大量出血、感染等诱发因素。② 严格控制输液量，量出为入，纠正水、电解质和酸碱失衡。③ 输注右旋糖酐、白蛋白或浓缩腹水回输，以提高循环血容量，改善肾血流，在扩容基础上应用利尿剂。④ 血管活性药如多巴胺、依前列醇（前列腺素 I_2）可改善肾血流量，增加肾小球滤过率。⑤ 重在预防，避免强烈利尿、大量放腹水及服用损害肾功能的药物等。

6．肝移植手术　这是近代对晚期肝硬化的治疗新进展，可提高患者的生存率。

三、复习思考题

1．肝硬化的临床表现有哪些？

2．肝硬化腹水的治疗措施有哪些？

3．试述肝硬化并发上消化道出血与其他疾病所致上消化道出血的鉴别。

（陈　果　罗　刚）

第八节　原发性肝癌

实习地点：内科病房

实习学时：3 学时

一、实习目的

掌握本病的临床表现及诊断要点，了解本病早期诊断重要性和我国在防、治等方面所具有的特色。

二、实习内容

【定义】

原发性肝癌指起源于肝细胞或肝内胆管上皮细胞的恶性肿瘤，包括肝细胞癌、肝内胆管癌和混合型 3 种不同的病理类型，其中肝细胞癌约占 90%。

【询问病史】

1．既往有无病毒性肝炎、长期大量吸烟或饮酒、长期服用肝毒性的药物、反复接触毒物、进食霉变的食物，以及是否存在血吸虫感染病史，是否诊断过肝硬化等。

2．有无乏力、消瘦、食欲减退、低热、体重下降等全身症状。

3．有无转移灶症状　①肺：咳嗽、气促。②脑：相应神经定位症状、体征。③骨：局部疼痛、病理性骨折。

4．有无肝硬化相关临床表现　有无呕血、黑便及鼻出血、齿龈出血及紫癜等出血倾向；有无男性乳房发育、性欲减退、女性闭经或月经失调、乳房肿块等。

5．有无皮肤、巩膜黄染，症状何时发现，持续性还是间歇性出现。

6．腹部有无包块，何时发现及其部位，是否继续长大，局部有无疼痛，疼痛的性质、持续时间，加重缓解方式，与进食是否有关。

7．有无腹胀、腹围增大及双下肢水肿，以及症状出现时间。

8．有无出现心慌、乏力、大汗等低血糖症状。

9．院外就诊经过及相关检查结果、治疗疗效。

【体格检查】

1．注意患者精神状态，是否有消瘦、贫血、黄疸、肝病面容。

2．有无内分泌失调现象　肝掌、蜘蛛痣、男性乳房发育、睾丸萎缩、阴毛脱落，女性乳房囊肿、皮肤色素沉着、面部毛细血管扩张。

3．出血倾向　有无紫癜、齿龈出血、鼻出血等。

4．门静脉高压现象　腹壁静脉曲张、腹水、脾大、痔疮、双下肢水肿等。

5．肝本身情况　大小、形态、质地及有无血管鸣。

6．有无并发症，如肺部感染、腹膜炎、消化道出血、肝性脑病等相关体征，如存在突发的上腹部疼痛加重，继而出现全腹部压痛，需要注意是否存在癌结节破裂可能，需进行诊断性腹腔穿刺。

【并发症】

肝性脑病、肝癌结节破裂出血、消化道出血、感染、门静脉或肝静脉癌栓形成。

【辅助检查】

1．实验室检查

（1）甲胎蛋白（AFP）：是诊断肝细胞癌特异性的标志物，AFP > 400 ng/ml 为诊断肝癌的条件之一。如 AFP 逐渐升高、不降低或 AFP > 200 ng/ml 持续 8 周，则应结合影像学及肝功能变化做综合分析及动态观察。注意妊娠、生殖腺胚胎性肿瘤、活动性肝病。肝细胞癌分化过低、过高，胆管细胞癌会导致假阴性。

（2）其他肝癌标志物：血清 α-L-岩藻糖苷酶（AFu）、γ-谷氨酰转肽酶同工酶 II（γ-GT2）、异常凝血酶原（DCP）、磷脂酰肌醇蛋白聚糖-3（GPC3）、高尔基体蛋白73（GP73）等对于 AFP 阴性的肝癌患者有帮助诊断和鉴别诊断的意义。

2．影像学检查

（1）肝超声检查：作为肝癌筛查的首选方法，可检出超过 1 cm 的肝占位，肝的超声造影检查有助于判断病变的良恶性同时可引导进行肝穿刺活检。

（2）增强 CT/MRI：是诊断肝癌并确定治疗策略的重要手段，对于 1 cm 左右的肝癌的检出率可超过 80%。

（3）数字减影血管造影（DSA）：可作为增强 CT/MRI 的补充手段，对于直径 1 ~ 2 cm 的小肝癌，肝动脉造影可更加精确地做出诊断，正确率 > 90%。

（4）正电子发射断层成像 CT（PET-CT）、单光子发射计算机断层成像 CT（SPECT-CT）可提高疾病的诊断及对病情进展评估的准确性。

3．肝穿刺检查　此项检查因属于有创性，故在其他非侵入性检查无法确诊时才考虑在超声或 CT 引导下细针穿刺行肝组织活检。

【诊断与鉴别诊断】

（一）诊断

满足以下 3 项中的任意一项即可诊断肝癌：

1．具有两种典型的肝癌影像学（超声、增强 CT/MRI、肝动脉造影）表现，病灶大于 2 cm。

2．一种典型影像学表现，病灶大于 2 cm，AFP > 400 ng/ml。

3．肝活组织检查阳性。

（二）鉴别诊断

1．继发性肝癌　肝病变呈多发结节，临床以原发癌表现为主，AFP 多正常，完善检查可发现原发癌。

2．肝硬化结节　增强 CT/MRI 在动脉期出现强化、表现为"快进快出"，AFP 大于 400 ng/ml 均有助于诊断肝癌。

3．活动性病毒性肝炎　病毒性肝炎活动期时，AFP 往往会短期低浓度的升高。如 AFP 与 ALT 同步升高，或 ALT 持续升高至正常数倍，则活动性肝炎可能性大；如 AFP 与 ALT 出现分离，即 AFP 持续升高，而 ALT 不高，则肝癌可能性大。

4．肝脓肿　临床表现可出现发热、肝区疼痛、叩痛等症状。早期未液化时与肝癌在影像学上不易鉴别，脓肿出现液化后，超声可发现液化暗区，有助于诊断。必要时可进行诊断性肝穿刺或试验性抗感染治疗以明确诊断。

5．肝包虫病　患者往往有牧区生活或与病犬接触的病史。

6．其他肝肿瘤或病变　如肝血管瘤、肝腺瘤、肝局灶性结节性增生等。

【治疗】

1．手术切除治疗　是目前治疗肝癌最有效的方法之一，术前需采用 Child-Pugh 评分、吲哚菁绿 15 分钟滞留率 [IcG（R15）] 评价肝功能储备情况，如预期保留肝体积较小，则采用 CT 或 MRI 测定剩余肝体积。一般认为 Child-Pugh A 或 B 级、[IcG（R15）] < 30%、剩余肝体积需占标准肝体积的 40% 以上（肝硬化患者）或 30% 以上（无肝硬化患者）均是手术切除的必要条件，Ⅰa 期、Ⅰb 期、Ⅱa 期肝癌是手术切除的首选适应证。因肝癌术后复发率高，手术后仍需加强综合治疗及定期随访。

2．局部治疗　射频消融术（radiofrequency ablation，RF-A）、微波消融、瘤内经皮乙醇注射（PEI）、经肝动脉栓塞（TAE）。

3．肝移植　肝移植是治疗肝癌合并肝硬化患者的有效手段。但若肝已有血管侵犯及远处转移则不宜行肝移植术。存在 HBV 感染的肝癌患者，不论进行何种治疗方式，均需坚持口服抗病毒药物。肝移植患者则需要终身使用免疫抑制剂。

4．药物治疗　索拉非尼（sorafenib）是目前唯一获得批准治疗晚期肝癌的分子靶向物。针对跨膜蛋白 PD-1 和（或）其配体 PD-L1 的抗体已经应用于包括肝癌在内的进展期肿瘤的临床治疗，取得了较好的疗效。

5．患者教育

（1）注意休息，不宜进行重体力活动及高强度体育锻炼，保持情绪稳定，减轻心理压力。

（2）严格禁酒，避免不必要且疗效不明确的药物治疗以防导致肝损害。睡眠障碍的患者使用镇静、催眠药物需有医生指导。

（3）进食以易消化、产气少的食物为主，持续少量进食含蛋白质及脂肪食物。常吃新鲜蔬菜、水果。

（4）基础疾病存在肝硬化的患者健康教育参考肝硬化部分。

【预后】

小于 5 cm、癌肿包膜完整分化程度高尚无癌栓形成、机体免疫状态良好的肝癌患者预后较好，合并肝硬化或有肝外转移、发生肝癌破裂、消化道出血、ALT 显著升高的肝癌患者预后差。

三、复习思考题

1．肝癌的临床表现有哪些？
2．肝癌的诊断标准和鉴别诊断是什么？
3．目前肝癌的治疗手段有什么？

（颜 琼 辛 辰）

第九节 肝性脑病

实习地点：内科病房

实习学时：1 学时

一、实习目的

1．掌握肝性脑病的临床表现和诊断要点、治疗原则。
2．熟悉肝性脑病的基本病因、常见诱因、有关检查和鉴别诊断。
3．了解肝性脑病发病原理有关学说。

二、实习重点

1．简述肝性脑病临床症状、体征及分期。
2．简述肝性脑病诊断及治疗原则。

三、实习内容

【定义】

肝性脑病指在肝硬化基础上因肝功能不全和（或）门体分流引起的、以代谢紊乱为基础、中枢神经系统功能失调的综合征。

【询问病史】

1. 询问是否有可能引起肝性脑病的病因，如病毒性肝炎、服用肝毒性的药物、长期反复接触肝毒物等。

2. 有无肝硬化等肝基础疾病。

3. 有无感染、大出血、手术、放腹水、大量食入富含蛋白质食物、服用含氨或氨基酸类药物，或使用吗啡、巴比妥类药物、大量利尿剂等。

【体格检查】

1. 注意体温、精神状态，是否有消瘦、贫血表现、黄疸、肝病面容。

2. 有无肝硬化、肝癌体征（见相关章节）。

3. 有无肝性脑病现象　如性格变化、情绪抑郁或欣快、表情淡漠、反应迟钝、嗜睡、昏迷等。

4. 能否诱导出扑翼样震颤。

【辅助检查】

1. 肝功能明显异常。

2. 血氨水平增高。

3. 影像学检查　用于排除脑血管意外及颅内肿瘤等导致精神症状的疾病。

4. 脑电图有异常波形。

【诊断与鉴别诊断】

（一）诊断

1. 严重肝病和（或）广泛门体侧支循环形成。

2. 有肝性脑病诱因。

3. 精神错乱、昏睡或昏迷等症状、体征。

4. 肝功能异常和（或）血氨水平升高。

5. 排除脑血管意外及颅内肿瘤等疾病。

（二）鉴别诊断

精神症状应注意和精神病鉴别；昏迷患者注意和其他原因所致昏迷鉴别，如低血糖、糖尿病酮症酸中毒、脑血管意外、镇静药过量等。

【治疗】

1. 识别及消除诱因。

2. 减少肠道毒物的生成和吸收。

（1）严格限制蛋白质摄入，供给足够能量，维持水、电解质、酸碱平衡。

（2）抑制肠道细菌，口服抗菌剂。

（3）降低结肠 pH。

（4）加快肠内积血、积食的排出。

3．营养支持治疗

（1）保证热能供应。

（2）补充维生素。

（3）酌情输注血浆及清蛋白。

4．清除和对抗已吸收的毒物

（1）降氨药物谷氨酸制剂和精氨酸的用法和注意事项。

（2）矫正氨基酸代谢不平衡、使用 L- 鸟氨酸 -L- 门冬氨酸等。

5．调节神经递质。

6．阻断门体静脉分流　介入及手术。

四、复习思考题

1．试述肝性脑病临床表现及分期。

2．肝性脑病的诊断要点是什么？

3．肝性脑病治疗原则是什么？

（刘　翼）

第四章　泌尿系统疾病

第一节　慢性肾小球肾炎

实习地点： 肾病内科病房或示教室

实习学时： 3学时

一、实习目的

1．掌握慢性肾小球肾炎临床表现、实验室检查、诊断和鉴别诊断。
2．熟悉其治疗原则。
3．了解其病因、发病机制、病理及预后。

二、实习重点

本病的诊断和鉴别诊断。

三、实习内容

【定义】
慢性肾小球肾炎（chronic glomerulonephritis）简称慢性肾炎，以蛋白尿、血尿、高血压和水肿为基本临床表现，起病方式各有不同，病情迁延并呈缓慢进展，可有不同程度的肾功能损害，部分患者最终将发展至终末期肾衰竭。

【询问病史】
1．患者的主要症状、症状出现时间、起病方式。
2．病前有无明显诱因（如感冒、劳累或使用肾毒性药物等）。
3．有无颜面、眼睑及双下肢水肿，下肢水肿是否为凹陷性、对称性。
4．有无乏力、食欲缺乏、泡沫尿、血尿、腰痛及尿量增多和减少。

5．有无头晕、心悸、视物模糊、乏力等表现，病程中是否测过血压及血压数值，是否有相关的化验结果。

6．继往有无类似病史，当时的具体表现及化验结果、治疗情况及疗效。有无高血压、糖尿病、紫癜、自身免疫性疾病、肝炎病史等。

【体格检查】

1．测量体温、脉搏、呼吸、血压。

2．注意水肿的部位、程度及对称性。

3．心界有无扩大及杂音，肺部有无干、湿啰音，呼吸音有无减弱，有无移动性浊音。

4．有无面部红斑、口腔溃疡、双下肢紫癜，以及大、小关节有无变形等。

【辅助检查】

1．血常规可正常或有程度不同的贫血，伴感染时出现白细胞升高。

2．尿常规　轻度尿异常，尿蛋白常在 1 ～ 3 g/d 之间；尿沉渣镜检红细胞可增多，可见管型；相差显微镜尿红细胞形态检查和（或）尿红细胞容积分布曲线可判定为肾小球源性血尿。

3．血生化　肾功能正常或轻度受损（肌酐清除率下降）。

4．超声检查早期肾大小正常，晚期可出现双肾对称性缩小、皮质变薄。

5．肾活体组织检查可表现为原发病的病理改变，对于指导治疗和估计预后具有重要价值。

【诊断与鉴别诊断】

（一）诊断

1．患者尿检异常（蛋白尿、血尿）、伴或不伴水肿及高血压病史达 3 个月以上，无论有无肾功能损害均应考虑此病。

2．必须排除各种继发性肾小球肾炎及遗传性肾小球肾炎。

（二）鉴别诊断

1．继发性肾小球疾病　如狼疮肾炎、紫癜性肾炎、糖尿病肾病，乙型肝炎相关性肾小球肾炎、肿瘤相关性肾炎等。常有相关原发疾病的表现，需常规检查自身抗体谱、乙肝抗原和抗体（乙肝表面抗原、乙肝表面抗体、乙肝 e 抗原、乙肝 e 抗体、乙肝核心抗体）等。

2．奥尔波特（Alport）综合征　常见于青少年，患者可有眼（球形晶状体）、耳（神经性耳聋）、肾（血尿，轻、中度蛋白尿，进行性肾功能损害）异常，并有家族史（多为 X 连锁显性遗传）。

3．隐匿型肾小球肾炎　单纯蛋白尿、血尿，而无临床表现者应考虑隐匿性肾小球肾炎。

4．感染后急性肾炎　有前驱感染并以急性发作起病的慢性肾炎需与此病相鉴别。两者的潜伏期不同，血清 C3 的动态变化有助于鉴别，此外，疾病的转归不同，慢性肾炎无自愈倾向，呈慢性进展，可资鉴别。

5．原发性高血压肾损害　有明显高血压者应与高血压肾病鉴别，后者有较长的高血压病史，小管功能损害较早，尿改变轻微，常有高血压的其他靶器官（心、脑）并发症。

6．慢性肾盂肾炎　有反复发作的泌尿系统感染史，并有影像学及肾功能异常，尿沉渣中有白细胞，尿培养阳性。

7．梗阻性肾病　多有泌尿系统梗阻的病史，慢性者影像学常有多发性肾结石、肾盂扩张并积水、肾萎缩等征象。

【治疗】

1．治疗目标　防止或延缓肾功能进行性恶化、改善或缓解临床症状及防治心脑血管并发症，不能以消除蛋白尿及尿红细胞为目标。

2．治疗措施

（1）积极控制高血压和减少蛋白尿：高血压的治疗目标为血压控制在 130/80 mmHg 以下，尿蛋白的治疗目标为争取减少至 1 g/d 以下。如无禁忌，首选 ACEI 或 ARB 类药物。血肌酐 > 264 μmol/L（3 mg/dl）时务必在严密观察下谨慎使用。

（2）有肾功能损害者应限制蛋白及磷的摄入量，应采用优质低蛋白饮食 [0.6～1.0 g/(kg·d]，在低蛋白饮食 2 周后可使用必需氨基酸或 α- 酮酸 0.1 ～ 0.2 g/(kg·d)。

（3）糖皮质激素及细胞毒性药物：不主张积极应用。如患者肾功能正常或仅轻度受损，病理类型较轻（如轻度系膜增生性肾小球肾炎、早期膜性肾病等），而且尿蛋白较多，无禁忌证者可试用，但无效者则应及时逐步撤去。

（4）避免加重肾损害的因素：如感染、劳累、妊娠及肾毒性药物的使用。

四、复习思考题

1．慢性肾炎的治疗目标是什么？

2．治疗慢性肾炎导致的高血压的药物选择和目标是什么？

3．以急性肾炎方式起病的慢性肾炎如何与急性肾炎鉴别？

（张丽玲　欧三桃）

第二节　肾病综合征

实习地点：内科病房与示教室

实习学时：3 学时

一、实习目的

1．掌握肾病综合征的概念、临床表现、诊断、鉴别诊断及治疗原则。

2．熟悉本病的病因、病理生理及并发症。

3．了解原发性肾病综合征的病理类型及其临床特征。

二、实习重点

1．肾病综合征的四大临床表现及原发性肾病综合征的诊断步骤。
2．糖皮质激素的使用原则。

三、实习内容

【定义】
肾病综合征是以大量蛋白尿、低蛋白血症、（高度）水肿和高脂血症及其他代谢紊乱为特征的一组临床症候群。

【询问病史】
1．起病情况及特点　注意水肿的开始部位、性质、是否对称、发展快慢、有无诱因及加重或缓解方式。
2．尿的变化　是否有泡沫尿、血尿、少尿、无尿等。
3．有无继发性肾病综合征表现，如皮疹、光过敏、关节疼痛、口腔溃疡、脱发，有无糖尿病及乙肝病史。
4．并发症情况　感染（呼吸道、泌尿道、皮肤等）、血栓及栓塞并发症（下肢深静脉血栓、肺栓塞等）、急性肾损伤（少尿、无尿）、蛋白质及脂肪代谢紊乱。
5．既往治疗情况　有无服用糖皮质激素史及时间、剂量、减量及复发情况。
6．一般情况　食欲、排便、睡眠、体重情况等。

【体格检查】
1．水肿　水肿开始的部位、程度，是否为对称凹陷性。有无胸腔积液、腹水。
2．皮疹　有无面部蝶形红斑、下肢皮肤紫癜。
3．有无口腔溃疡、胸骨压痛，呼吸音有无变化，有无干啰音、湿啰音、移动性浊音、肾区叩痛等。

【辅助检查】
1．常规检查　应包括血、尿常规，肝肾功能，血糖水平，特别注意是否有尿蛋白及肝功能中的白蛋白水平，以及血脂水平。中老年患者常行血清抗磷脂酶 A2 受体抗体水平检查。
2．24 小时尿蛋白定量。
3．青年女性患者常规检查自身抗体谱，常规筛查乙肝抗原和抗体、抗中性粒细胞质抗体（ANCA）。有骨痛的患者查尿本周蛋白、血本周蛋白水平，拍摄扁骨 X 线片，尤其是合并贫血患者应行骨髓检查。糖尿病患者行眼底检查。
4．肾活检　可明确原发性肾病综合征病理类型，鉴别继发性肾病综合征。

【诊断】
1．明确是否为肾病综合征，肾病综合征的特点包括：①大量蛋白质：尿蛋白定量多于 3.5 g/d。②低蛋白血症：血浆白蛋白低于 30 g/L。③水肿。④高脂血症。其中①和②为诊断所必需。
2．确认病因　必须首先除外继发性肾病综合征，才能诊断原发性肾病综合征，最好能进行肾活检，做出病理诊断。继发性肾病综合征主要包括以下几个：

（1）过敏性紫癜性肾炎：好发于青少年，典型的皮肤紫癜有助于鉴别诊断，可伴关节疼痛、腹痛和黑便，多在皮疹出现后 1 ～ 4 周出现血尿和（或）蛋白尿。

（2）系统性红斑狼疮肾炎：好发于女性，可出现光过敏、关节疼痛、口腔溃疡、脱发、面部蝶形红斑等多系统受累的表现，免疫学检查可检出多种自身抗体。肾活检免疫病理呈满堂亮。

（3）乙型肝炎相关性肾小球肾炎：多见于儿童及青少年，需与乙肝合并肾病综合征者鉴别。诊断要点包括血清乙型肝炎病毒抗原阳性，有肾小球肾炎表现，并可除外狼疮肾炎等继发性肾小球肾炎，肾活检切片中找到乙型肝炎病毒抗原。

（4）糖尿病肾病：常见于中老年人，肾病综合征常见于病程在 10 年以上的糖尿病患者，糖尿病病史及特征性眼底改变有助于鉴别。

（5）肾淀粉样变性：好发于中老年，肾淀粉样变性是全身多器官受累的一部分。常需肾活检确诊，肾活检组织刚果红染色时淀粉样物质呈砖红色，偏光显微镜下呈绿色双折射光特征。

（6）骨髓瘤肾病：好发于中老年，男性多见。可有骨痛、拍摄扁骨 X 线片见穿凿样空洞，血清单株球蛋白增高、蛋白电泳 M 带及尿本周蛋白阳性。骨髓象显示浆细胞异常增生（占有核细胞的 15% 以上），并伴有细胞质的改变。

3．明确病理类型。

4．明确有无并发症。

【治疗】

1．一般治疗　休息、饮食为正常量 [0.8 ～ 1.0 g/(kg・d)] 的优质蛋白质（富含必需氨基酸的动物蛋白质）饮食，热量充分，富含多不饱和脂肪酸、低盐（< 3 g/d）饮食。

2．对症治疗

（1）利尿消肿：①渗透性利尿剂：非少尿及肾功能正常者可予右旋糖酐 40（低分子右旋糖酐），随后用袢利尿剂可增强利尿效果。②提高血浆胶体渗透压：对严重低蛋白血症、高度水肿而又少尿（尿量 < 400 ml）的肾病综合征患者，在必须利尿的情况下可静脉输注血浆或白蛋白以提高血浆胶体渗透压，促进组织中水分回吸收并利尿，继而用呋塞米60 ～ 120 mg 加入葡萄糖溶液中缓慢静滴，有时能获得良好的利尿效果。对肾病综合征患者利尿治疗的原则是不易过快、过猛，以免造成血容量不足、加重血液高黏倾向，诱发血栓、栓塞并发症。

（2）减少尿蛋白：常用血管紧张素转化酶抑制剂（ACEI）或血管紧张素 II 受体拮抗剂（ARB）。用 ACEI 或 ARB 降低尿蛋白时，所用剂量一般比常规降压剂量大，才能获得良好疗效。

3．抑制免疫与炎症反应

（1）糖皮质激素：①起始足量：常用药物为泼尼松 1 mg/(kg・d)，口服 8 周，必要时可延长至 12 周。②缓慢减药：足量治疗后每 2 ～ 3 周减少原用量的 10%，当减至 20 mg/d时应更加缓慢减量。③长期维持：最后以最小剂量（10 mg/d）再维持半年左右。注意糖皮质激素的副作用与禁忌证。

　　根据患者对糖皮质激素的治疗反应，可将其分为激素敏感型（用药 8 ～ 12 周内肾病综合征缓解）、激素依赖型（激素减药到一定程度即复发）和激素抵抗型（常规激素治疗无效）3 类。

　　（2）细胞毒性药物：可用于激素依赖型及激素抵抗型的患者，一般不作为首选或单独治疗用药。最常用环磷酰胺 2 mg/(kg·d)，分 1 ～ 2 次口服；或 200 mg，隔日静脉注射，累积量达 6 ～ 8 g 后停药。

　　（3）环孢素：已作为二线药物用于治疗激素及细胞毒性药物治疗无效的难治性肾病综合征，3 ～ 5 mg/(kg·d)，分两次服用。服药期间需监测并维持其血浓度谷值为 100 ～ 200 ng/ml。服药 2 ～ 3 个月后缓慢减量，疗程至少 1 年。他克莫司也属神经蛋白钙抑制剂，但肾毒性小于环孢素。成人起始治疗剂量为 0.05 mg/(kg·d)，血药浓度保持在 5 ～ 8 ng/ml，疗程为 6 ～ 12 个月。

　　（4）吗替麦考酚酯：常用量为 1.5 ～ 2 g/d，分 2 次口服，共用 3 ～ 6 个月，减量维持半年。

　　应依据肾小球病理类型、年龄、肾功能、是否有相对禁忌证等制定个体化治疗方案。

　　4．并发症的防治

　　（1）感染：无需应用抗生素预防感染。一旦发现感染，应及时选用对致病菌敏感、强效、无肾毒性的药物积极治疗。有明确感染灶者应尽快去除。严重感染难控制时应考虑减少或停用激素，但需视患者的具体情况决定。

　　（2）血栓及栓塞并发症：当血浆白蛋白低于 20 g/L 时，开始预防性抗凝治疗，可给予肝素 1 875 ～ 3 750 U，每 6 小时一次，或低分子肝素 4 000 ～ 5 000 U，1 ～ 2 次 / 天。已发生血栓、栓塞者应尽早全身或局部溶栓。

　　（3）急性肾损伤：可采取以下措施：①使用袢利尿剂；②血液透析；③治疗原发病；④碱化尿液。

　　（4）蛋白质及脂肪代谢紊乱：使用降脂药物、中药黄芪等。肾病综合征缓解后高脂血症可自然缓解，则无需再继续药物治疗。

四、复习思考题

　　1．试述肾病综合征的诊断方法。

　　2．如何治疗原发性肾病综合征？

　　3．常见的哪些疾病可引起继发性肾病综合征？

（张丽玲　欧三桃）

第三节　尿路感染

实习地点： 内科病房与示教室

实习学时： 3 学时

一、实习目的

1．掌握尿路感染的定义、分类、典型临床表现、诊断及鉴别诊断、治疗原则。
2．了解本病的病因及发病机制、并发症。

二、实习重点

1．尿路感染的定义和典型临床表现。
2．尿路感染的诊断、定位、鉴别诊断及治疗原则。

三、实习内容

【定义】
尿路感染（urinary tract infection，UTI）简称尿感，是指病原体在尿路中生长、繁殖而引起的感染性疾病。病原体可包括细菌、真菌、支原体、衣原体、病毒等。

【询问病史】
1．一般症状
（1）局部症状：有无尿急、尿频、尿痛、排尿不适、腰痛（程度及性质）、下腹部疼痛、排尿困难等症状。尿液是否浑浊、有异味，有无血尿（肉眼或镜下血尿，全程、初始或终末血尿，有无血凝块及其大小形状）。
（2）全身感染症状：畏寒、寒战、发热、头痛、恶心、呕吐等。上述症状如有反复急性发作者，应追问每次发作的时间、诱因和症状，各次发作间歇期长短，当时的尿液检查结果，治疗经过与疗效等。
2．肾功能受损的表现　肾小管功能下降的表现（夜尿、低比重尿），肾小球功能下降的表现（少尿、水肿、氮质血症以及尿毒症等）。
3．并发症症状　高热、剧烈腰痛或腹痛、血尿、肾绞痛等。
4．诱发因素和易感因素　有无劳累、受凉、妊娠、尿路器械使用，有无尿路梗阻（结石、狭窄、肿瘤等及前列腺增生）、泌尿系统畸形和结构异常（膀胱输尿管反流、多囊肾、肾盂输尿管畸形、移植肾）、致机体抵抗力降低的各因素（长期使用免疫抑制剂、长期卧床、糖尿病、AIDS 等），推测感染的可疑途径（上行感染、血行感染）。

5．既往史　有无其他慢性病（如糖尿病）或免疫缺陷等，有无泌尿系统的外伤手术史，有无结核病史及与结核患者接触史等。

6．个人史　个人卫生习惯及冶游史等，女性还应问清月经史的具体情况。

7．家族史　有无结核病、尿路结石和尿路感染家族史等。

【体格检查】

1．测体温、脉搏、呼吸次数、血压。

2．观察面容（如有无热病容、肾病面容等）、表情（自然或痛苦等），有无贫血、脱水、水肿、消瘦。

3．观察尿路感染的体征　肾区有无叩痛，肋脊点、上输尿管点、中输尿管点及膀胱区有无压痛。

4．有无泌尿系统以外的其他系统体征，如肺结核、败血症、扁桃体炎等的体征。

【辅助检查】

1．尿常规检查　临床医师初步诊断尿路感染的依据之一。外观多浑浊，尿沉渣镜检白细胞＞5/高倍视野（白细胞尿）；部分有镜下血尿（肉眼血尿少见），呈均一性红细胞尿。尿蛋白多在－至＋之间。如见白细胞管型，对诊断肾盂肾炎有重要意义。

2．白细胞排泄率　准确收集 3 小时的全部尿液，立即进行尿白细胞计数，按每小时折算，阳性标准为白细胞大于 3×10^5/小时为阳性，小于 2×10^5/小时属于正常，介于两者之间为可疑。

3．尿沉渣涂片染色检查　对及时选择有效抗生素用重要参考价值。用清洁中段尿沉渣涂片，革兰氏染色用油镜或不染色用高倍镜找细菌，如平均每个视野 ≥ 1 个细菌，即表示尿路感染。

4．尿细菌培养　确定是否为真性菌尿，是确定尿路感染的依据。清洁中段尿、导尿术排出的尿及膀胱穿刺尿做细菌定量培养，其中膀胱穿刺尿培养结果最可靠。当细菌数 ≥ 10^5/ml 时，如临床上无尿路感染症状，则要求做两次中段尿培养，若细菌数均 ≥ 10^5/ml，且为同一菌种，为真性细菌尿；若尿细菌定量培养细菌数为 $10^4 \sim 10^5$/ml，为可疑阳性，需复查；若细菌数 < 10^4/ml，可能为污染。如耻骨上膀胱穿刺尿细菌定性培养有细菌生长，即为真性细菌尿。

5．亚硝酸盐还原试验　大肠埃希菌等革兰氏阴性菌可使尿中硝酸盐被还原成亚硝酸盐，可作为尿路感染的筛选试验。

6．白细胞酯酶试验中中性粒细胞可产生白细胞酯酶，该试验检测尿中是否存在中性粒细胞，包括已经被破坏的中性粒细胞。

7．血液检查

（1）血常规：急性肾盂肾炎时白细胞增高，中性粒细胞增多。慢性期常伴轻度贫血。

（2）肾功能：慢性肾盂肾炎肾功受损时出现血肌酐升高。

8．影像学检查　进行腹部超声、腹部平片、静脉肾盂造影（尿路感染急性期不宜做静脉肾盂造影）、CT、排尿期膀胱尿道造影、逆行肾盂造影等。

【诊断与鉴别诊断】

（一）诊断

1．尿路感染的诊断　有尿路刺激症状和（或）白细胞尿者，应怀疑为尿路感染；确定为真性细菌尿者可确诊为尿路感染。无症状性细菌尿的诊断要求两次细菌培养均为同一菌种的真性细菌尿。

2．尿路感染的定位

（1）根据临床表现：下尿路感染常以尿路刺激征为突出表现，无明显的全身症状。上尿路感染常有发热、寒战，伴腰痛、输尿管点和（或）肋脊点压痛、肾区叩痛等，伴或不伴尿路刺激征。

（2）根据实验室检查：以下情况提示上尿路感染：①膀胱冲洗后尿培养阳性；②尿沉渣镜检有白细胞管型（除外间质性肾炎、狼疮肾炎等）；③尿 N- 乙酰葡糖胺（NAG）升高，尿 β_2 微球蛋白升高；④尿渗透压下降。

3．慢性肾盂肾炎的诊断　①肾外形凹凸不平，且双肾大小不等；②静脉肾盂造影可见肾盂、肾盏变形、缩窄；③持续性肾小管功能损害。具备①和②的任何一项加③可诊断慢性肾盂肾炎。

4．有无尿路感染的易感因素。

5．有无并发症。

（二）鉴别诊断

1．尿道综合征　有尿路刺激征，但无尿检异常，且细菌学检查阴性。

2．肾结核　尿路刺激征更明显，尿检异常，但细菌学检查呈阴性，抗生素治疗无效，尿沉渣可查见抗酸杆菌，静脉肾盂造影（IVP）可发现肾实质虫蚀样缺损等表现。抗结核治疗有效。

3．慢性肾小球肾炎　双侧肾受累，肾小球功能受损较肾小管功能受损突出。

【治疗】

1．一般治疗　休息，多饮水，勤排尿；高热量饮食；碱化尿液；去除诱发因素。

2．抗感染治疗　用药原则包括：①选用敏感抗生素，无病原学结果前，一般首选对革兰氏阴性杆菌有效的抗生素，治疗 3 天症状无改善，可按药敏结果调整；②抗生素在尿和肾内浓度高；③使用肾毒性小、副作用少的抗生素；④单一药物治疗失败、严重感染、混合感染、耐药菌株出现时应联合用药；⑤不同类型的尿路感染给予不同的治疗时间。

（1）急性膀胱炎：单剂量疗法或短疗程疗法。

（2）肾盂肾炎：轻症可口服药物治疗，疗程为 10 ～ 14 天，常用喹诺酮类、半合成青霉素类、头孢菌素类。严重感染、全身中毒症状明显者应静脉给药，必要时联合用药，疗程 2 周。慢性肾盂肾炎的治疗关键是积极寻找并去除易感因素，急性发作时治疗同急性肾盂肾炎。

（3）再发性尿路感染：包括重新感染和复发。重新感染：治疗后症状消失，尿细菌培养阴性，但在停药 6 周后再次出现真性细菌尿，菌种与上次相同。复发：治疗后症状消失，细菌尿转阴性后 6 周内再次出现细菌尿，菌株与上次不同。再发性尿路感染可考虑用长疗程低剂量抑菌疗法，即每晚临睡前排尿后服用小剂量抗生素 1 次，如复方磺胺甲噁唑 1 ～ 2 片或呋喃妥因 50 ~ 100 mg 或氧氟沙星 0.2 g，每 7 ~ 10 天更换药物一次，连用半年。

（4）无症状性菌尿：有下述情况者应予治疗：①妊娠期；②学龄前儿童；③曾出现有症状感染者；④尿路有复杂情况者。

四、复习思考题

1．试述上、下尿路感染的鉴别诊断。

2．试述尿路感染的治疗原则。

（张丽玲　欧三桃）

第四节　急性肾损伤

实习地点：肾病内科病房与示教室

实习学时：3 学时

一、实习目的

1．掌握急性肾损伤（AKI）临床表现、诊断、鉴别诊断、分期和治疗原则。

2．熟悉急性肾损伤的病因、分类、发病机制。

3．了解急性肾损伤的预后和预防。

二、实习重点

1．本病的临床表现、诊断与鉴别诊断。

2．基本治疗方法。

三、实习内容

【定义】

急性肾损伤（acute kidney injury，AKI）是由各种病因引起短时间内肾功能快速减退而导致的临床综合征，表现为肾小球滤过率（GFR）下降，伴有氮质产物，如肌酐、尿素氮等潴留，水、电解质和酸碱平衡紊乱，重者出现多系统并发症。

【询问病史】

1．详细询问引发急性肾损伤的可能病因（包括肾前性肾损伤、肾实质性肾损伤、肾后性肾损伤）。有无食用肾毒性食物史、药物服用史以及蛇咬伤及蜂蜇伤等。

2．发生少（无）尿的时间及持续时间、尿量、尿色及少（无）尿特点，如是突发性、渐进性、持续性等。有无尿量增多倾向。

3．有无恶心、呕吐、腹痛、腹泻、黑便、腰痛、发热。

4．有无水肿、心脏不适、气促、端坐呼吸。

5．有无皮肤、黏膜出血倾向。

6．有无头痛、精神异常表现等。

【体格检查】

1．测血压、心率，观察呼吸节律及深度。

2．有无意识障碍，如嗜睡、昏迷、抽搐等。

3．皮肤、黏膜有无水肿、出血，有无脱水征及贫血体征。

4．双肺有无啰音，心界、心音、心率情况，以及有无心包摩擦音。

5．有无肾区叩痛及其他感染体征。

6．膀胱区有无压痛、叩浊。

【辅助检查】

1．尿液检查　尿比重：肾前性 AKI ＞ 1.018，肾实质性 AKI 常在 1.012 以下。尿蛋白为 ± 至 ＋，以小分子蛋白质为主，尿沉渣可见肾小管上皮细胞、上皮细胞管型和颗粒管型及少许红、白细胞等。

2．血液检查　血尿素氮、血肌酐浓度升高，血 pH 值和碳酸氢根离子浓度降低，血清钾水平升高，钠水平正常或偏低，血钙水平降低，血磷升高。

3．影像学检查　包括超声、CT、尿路造影、放射性核素扫描等，应结合患者具体情况，权衡检查本身对病情影响后选择进行。

4．肾活检　在排除了肾前性及肾后性原因后，没有明确致病原因（肾缺血或肾毒素）的肾实质性 AKI 具有肾活检指征。此外，原有肾疾病出现 AKI 以及肾功能持续不恢复等情况，也需肾活检明确诊断。

【临床表现】

AKI 临床表现差异大，与病因和所处临床分期不同有关。明显的症状常出现于肾功能严重减退时，常见症状包括乏力、食欲缺乏、恶心、呕吐、尿量减少和尿色加深，容量过多时可出现急性左心衰竭。

肾性 AKI 的临床病程：①起始期。②进展期和维持期：一般持续 7 ～ 14 天，但也可短至数天或长至 4 ～ 6 周。非少尿性一般病情较轻。随着肾功能减退，临床上出现一系列尿毒症表现，主要是毒素潴留和水、电解质及酸碱平衡紊乱所致。感染是急性肾损伤常见的严重并发症。在 AKI 同时或疾病发展过程中还可并发多脏器功能障碍综合征，死亡率极高。③恢复期。

【诊断与鉴别诊断】

1．AKI 的诊断标准　肾功能在 48 小时内突然减退，血清肌酐绝对值升高 ≥ 0.3 mg/dl

（26.5 μmol/L），或 7 天内血清肌酐较基础值升高 ≥ 50%，或尿量 < 0.5 ml/(kg·h)，持续时间超过 6 小时。

2. 鉴别诊断　详细询问病史和体格检查有助于寻找 AKI 可能的病因。AKI 诊断和鉴别诊断的步骤包括：①判断患者是否存在肾损伤及其严重程度；②是否存在需要紧急处理的严重并发症；③评估肾损伤发生时间，是否为急性发生及有无基础慢性肾病（慢性肾病病史、贫血、肾体积缩小等）；④明确 AKI 病因，应仔细甄别每一种可能的 AKI 病因。系统筛查 AKI 肾前性、肾性、肾后性病因有助于尽早准确诊断，及时采取针对性治疗。

（1）急性肾小管坏死（ATN）与肾前性少尿鉴别

1）补液试验：输注 5% 葡萄糖溶液 200 ~ 250 ml，并注射呋塞米 40 ~ 100 mg，如补液后血压恢复正常、尿量增加，则支持肾前性少尿的诊断。

2）尿液分析：肾前性少尿者，一般尿比重升高至超过 1.018、尿钠排泄减少、尿肌酐/血肌酐 > 40。

（2）ATN 与肾后性尿路梗阻鉴别：突发完全无尿或间歇性无尿患者应警惕，结石患者可出现肾绞痛、肾区叩痛等。膀胱出口梗阻则膀胱区叩浊。如下尿路梗阻或双侧输尿管梗阻，泌尿系统超声和 X 线检查可鉴别。

（3）ATN 与其他肾性 AKI 鉴别：肾性 AKI 可见于急进性肾小球肾炎、急性间质性肾炎及全身疾病的肾损害（如狼疮肾炎、过敏性紫癜肾炎等），根据各疾病特点予以鉴别，必要时可行肾活检。

【治疗】

1. 尽早纠正可逆因素　针对原发病的治疗。

2. 维持体液平衡　每日大致补液量可按前一日尿量加 500 ml 计算，肾替代治疗时补液量可适当放宽。

3. 饮食和营养　可优先通过胃肠道提供营养，酌情限制水分、钠盐和钾盐摄入。AKI 任意阶段总能量摄入为 20 ~ 30 kcal/(kg·d)，包括糖类 3 ~ 5 g/(kg·d)、脂肪 0.8 ~ 1.0 g/(kg·d)，蛋白质或氨基酸摄入 0.8 ~ 1.0 g/(kg·d)，静脉补充脂肪乳剂以中、长链混合液为宜，氨基酸补充则包括必需氨基酸和非必需氨基酸。

4. 高钾血症　当血钾 > 6 mmol/L 或心电图有高尖 T 表现或有神经、肌肉症状时需紧急处理。可给予：①停用一切含钾药物和（或）食物；② 10% 的葡萄糖酸钙 10 ~ 20 ml 静脉推注；③伴代谢性酸中毒者 5% 碳酸氢钠 100 ~ 200 ml 静脉滴注；④ 50% 葡萄糖溶液（GS）50 ~ 100 ml 加胰岛素 6 ~ 12 U 缓慢静脉滴注；⑤口服聚苯乙烯磺酸钙 15 ~ 30 g，每日 3 次。使用利尿剂（多使用袢利尿剂，以增加尿量、促进钾离子排泄），或紧急透析治疗 [对内科治疗不能纠正的严重高钾血症（血钾 > 6.5 mmol/L），应及时给予血液透析治疗]。

5. 代谢性酸中毒　血清 HCO_3^- 浓度低于 15 mmol/L，可选 5% 碳酸氢钠 100 ~ 200 ml 静脉滴注。HCO_3^- < 12 mmol/L 或动脉血 pH < 7.15 ~ 7.20 时，纠正酸中毒的同时紧急透析治疗。

6. 控制感染。

7. 肾替代治疗　选用腹膜透析（PD）、间歇性血液透析（IHD）或连续性肾脏替代治疗（CRRT）。需掌握透析指征，熟悉透析禁忌证及并发症。

8. 多尿期的治疗　治疗以维持水、电解质及酸碱平衡，控制氮质血症和预防各种并发症为主。

9. 恢复期的治疗　无需特殊处理，避免使用肾毒性药物，并定期随访肾功能半年至1 年。

四、复习思考题

1. 试述急性肾损伤的诊断及鉴别诊断。
2. 试述急性肾损伤的治疗方法。
3. 试述急性肾损伤的透析指征。

（张丽玲　欧三桃）

第五节　慢性肾衰竭

实习地点：肾内科病房与示教室

实习学时：3 学时

一、实习目的

1. 掌握慢性肾病的定义及分期，慢性肾衰竭的临床表现、诊断和治疗原则。
2. 了解慢性肾衰竭的病因及疾病进展的危险因素。

二、实习重点

慢性肾病的定义及分期、进展的危险因素、临床表现和治疗。

三、实习内容

【定义】

慢性肾衰竭（chronic renal failure，CRF）是各种慢性肾病（chronic kidney disease，CKD）持续进展至后期的共同结局。它是以代谢产物潴留，水、电解质及酸碱平衡失调和全身各系统症状为表现的一种临床综合征。

【询问病史】

1．姓名、性别、年龄、婚姻、职业等一般项目。

2．有无水肿、脱水、血尿、夜尿增多、多尿、少尿症状，其持续时间及程度。

3．有无血压增高、心悸、胸闷、胸痛、呼吸困难、不能平卧等症状。

4．有无恶心、呕吐、腹泻、呕血、黑便、皮肤瘙痒等症状。

5．有无贫血、皮肤瘀斑及鼻出血。

6．有无乏力、失眠、记忆力减退、反应淡漠、嗜睡、精神异常等，有无肢端袜套样分布的感觉丧失、肢体麻木、烧灼感或疼痛感等。

7．有无手足抽搐、骨痛、行走不便及自发性骨折等症状。

8．有无产生继发性肾损害的可疑病因，如糖尿病、原发高血压、系统性红斑狼疮、肾结石、肾结核等。

9．此次发病前有无诱发因素。

【体格检查】

1．测体温、脉搏、呼吸、血压。

2．有无肾病面容，判断贫血的程度，有无意识障碍、尿液有无臭味，营养状况如何。

3．判断水肿的部位及程度，皮肤有无破溃及溢液。脱水明显者，有无皮肤干燥、脱屑及尿素霜，有无抓搔痕，皮肤有无瘀斑。

4．有无深大呼吸，肺部有无干、湿啰音及胸腔积液体征。

5．判断心界大小，有无杂音，有无心包摩擦音及心包积液体征。

6．腹部有无腹水征、压痛、反跳痛及肌紧张等，肾区有无叩痛。

7．脊柱、四肢及关节有无畸形，有无病理性骨折。

【辅助检查】

1．尿常规　多呈低渗尿或等渗尿，尿蛋白 – 至 +++ 不等，尿沉渣中可见管型尿。

2．肾功能检查　肾功能不全代偿期，肌酐清除率降低。进入氮质血症期后，尿素氮、肌酐随病情加重逐渐升高，肌酐清除率降低更为明显。

3．血生化检查　血浆蛋白降低，以白蛋白降低明显；有糖耐量减低和低血糖；高脂血症表现为轻到中度高甘油三酯血症或（和）轻度高胆固醇血症。

4．血常规　血红蛋白均有降低，贫血程度与肾功能损害程度基本一致。部分患者可出现白细胞或（和）血小板降低。

5．凝血功能　部分患者可有凝血功能异常。

6．电解质及甲状旁腺素（PTH）　常见高钾血症、低钙血症、高磷血症、高氯血症及PTH升高。

7．血气分析　血 pH 值下降，HCO_3^- 及碱剩余（BE）下降，呈代谢性酸中毒。

8．X 线胸片检查　有无"蝴蝶翼"征，有无肺炎改变，心脏有无明显增大。

9．肾超声检查　肾有无缩小及肾皮质有无变薄。

10．心脏彩超　有无心脏增大、左心室肥厚、心包积液等。

【诊断与鉴别诊断】

（一）诊断

1．确定肾衰竭　血尿素氮、肌酐升高，肾小球滤过率（GFR）下降。

2．确定肾衰竭是急性还是慢性　慢性肾衰竭可有肾疾病史、血红蛋白降低、尿检异常、多有低蛋白血症、骨矿物质代谢紊乱等，超声示肾缩小及肾皮质变薄。

3．确定病因　主要有糖尿病肾病、高血压肾小动脉硬化、原发性或继发性肾小球肾炎、多囊肾、高尿酸血症肾病、梗阻性肾病、慢性肾盂肾炎等。

4．寻找可逆因素　主要有：①累及肾的疾病复发或加重。②有效血容量不足。③肾局部血供急剧减少。④严重高血压未能控制。⑤使用肾毒性药物。⑥尿路梗阻。⑦其他：严重感染、心力衰竭等。

（二）鉴别诊断

1．肾前性氮质血症　有效血容量补足 48 ～ 72 小时后，肾前性氮质血症患者肾功能即可恢复，而慢性肾衰竭患者肾功能则难以恢复。

2．急性肾损伤　有病史及严重的贫血、高血压、肾缩小（糖尿病肾病、肾淀粉样变性、多囊肾、双肾多发囊肿等疾病肾往往不缩小），或肾图提示慢性病变，支持慢性肾衰竭的诊断。

3．慢性肾衰竭急性加重　慢性肾衰竭本身相对较重，或其病程加重过程未能反映出急性肾损伤的演变特点。

4．慢性肾衰基础上的急性肾损伤　慢性肾衰竭特点较轻，而急性肾损伤特点相对突出，且其病程发展符合急性肾损伤演变过程。

【预防与治疗】

（一）早期防治对策和措施

早期诊断、有效治疗原发病和去除导致肾功能恶化的因素是慢性肾衰竭防治的基础，也是保护肾功能、延缓慢性肾病进展的关键。

1．及时、有效地控制血压　CKD 患者血压的控制目标在 130/80 mmHg 以下。

2．ACEI 和 ARB 的独特作用　有降低肾小球高滤过率、减轻蛋白尿的作用。

3．严格控制血糖　糖尿病患者空腹血糖控制在 5.0 ～ 7.2 mmol/L（睡前 6.1 ～ 8.3 mmol/L），糖化血红蛋白＜ 7%。

4．控制蛋白尿　将蛋白尿控制在 0.5 g/d 以下。

5．其他　积极纠正贫血，应用他汀类药物，戒烟等。

（二）营养治疗

在 CKD 1 ～ 2 期，无论有无糖尿病推荐蛋白质摄入量为 0.8 ～ 1 g/(kg·d)，从 CKD 3 期起推荐蛋白质摄入量 0.6 ～ 0.8 g/ (kg·d)，血液透析及腹膜透析患者蛋白质摄入量为 1.0 ～ 1.2 g/(kg·d)。如有条件，在低蛋白质饮食 0.6 g/ (kg·d) 的基础上，可同时补充适量 0.075 ～ 0.12 g/(kg·d) α- 酮酸制剂。

（三）慢性肾衰竭的药物治疗

1．纠正酸中毒和水、电解质紊乱　高钾血症的处理措施：①停用一切含钾药物和（或）食物；②用葡萄糖酸钙对抗钾离子心肌毒性；③用碳酸氢钠纠正酸中毒；④给予祥利尿剂；

⑤应用葡萄糖 - 胰岛素溶液（葡萄糖 4 ~ 6 g 中加胰岛素 1 单位）；⑥口服聚苯乙烯磺酸钙；⑦对内科治疗不能纠正的严重高钾血症（血钾＞6.5 mmol），应及时给予血液透析。

2．高血压的治疗　ACEI、ARB、钙通道阻断药、袢利尿剂、β受体阻断药、血管扩张剂等均可应用。透析前患者血压应控制在 130/80 mmHg 以下，维持透析患者血压不超过 140/90 mmHg。

3．贫血的治疗　如排除失血、造血原料缺乏等因素，血红蛋白（Hb）＜100 g/L 可考虑开始应用重组人红细胞生长素（rHuEPO）治疗。开始用量为每周 80 ~ 120 U/kg，分 2 ~ 3 次（或 2000 ~ 3000 U，每周 2 ~ 3 次）。有铁缺乏时，应补充多糖铁复合物胶囊 0.15 ~ 0.3 g，每日一次。透析患者常需静脉途径补铁，常用蔗糖铁。除非存在需快速纠正贫血的并发症（如急性出血、急性冠脉综合征等），通常不需输注红细胞治疗。新型缺氧诱导因子脯氨酰羟化酶抑制剂罗沙司他（Roxadustat）是一种纠正贫血的口服药物，为肾性贫血患者提供了新的剂型选择。

4．低钙血症、高磷血症和肾性骨营养不良的治疗　明显低钙血症患者可口服 1,25-$(OH)_2D_3$（骨化三醇），0.25 μg/d，连服 2 ~ 4 周，如血钙水平和症状无改善，可将用量增加至 0.5 μg/d；血钙得到纠正后，非透析患者不推荐常规使用骨化三醇。治疗中需监测血钙、磷、PTH 浓度，使维持性透析患者血免疫反应性甲状旁腺激素（iPTH）保持在 150 ~ 300 pg/ml。对（iPTH）明显升高（＞500 pg/ml）的患者，如无高磷、高钙，可考虑行骨化三醇冲击治疗；新型拟钙剂西那卡塞对于继发性甲状旁腺功能亢进有较好的治疗作用，可用于合并高磷、高钙的患者；iPTH 极度升高（＞1000 pg/ml）时需警惕甲状旁腺腺瘤的发生，必要时行外科手术切除。高磷血症患者可口服碳酸钙、醋酸钙、司维拉姆、碳酸镧等磷结合剂。

5．防治感染。

6．高脂血症的治疗　维持性透析患者，高脂血症的标准宜放宽，血胆固醇水平保持在 6.5 ~ 7.8 mmol/L，血甘油三酯保持在 1.7 ~ 2.3 mmol/L。

7．口服吸附疗法和导泻疗法　口服氧化淀粉、活性炭制剂或大黄制剂等。

8．其他。

（四）肾替代治疗

当 GFR 小于 10 ml/min 并有明显尿毒症表现，则应进行肾替代治疗。对糖尿病肾病患者可适当提前至 GFR ＜ 15 ml/min 时安排肾替代治疗。肾替代治疗包括血液透析、腹膜透析和肾移植。

四、复习思考题

1．慢性肾衰竭的药物治疗有哪些?

2．试述肾性贫血的发病机制及治疗。

3．试述慢性肾病的定义及分期。

（张丽玲　欧三桃）

第五章 血液系统疾病

第一节 缺铁性贫血

实习地点：血液科病房与示教室

学习学时：3 学时

一、实习目的

1. 掌握缺铁性贫血的诊断要点及血液细胞学特点。
2. 熟悉缺铁性贫血的治疗要点及铁剂的使用方法。
3. 了解缺铁性贫血的病因。

二、实习重点

缺铁性贫血的临床表现与治疗。

三、实习内容

【定义】

缺铁性贫血（iron deficiency anemia，IDA）是缺铁（包括铁缺乏症、缺铁性红细胞生成和 IDA）的最终阶段，表现为缺铁引起的低色素小细胞性贫血及其他异常。

【询问病史】

1. 患者年龄、职业、生育情况、生活环境及饮食习惯，如有无素食习惯等。
2. 有无肠道寄生虫（钩虫）感染病史。
3. 有无慢性失血病史（月经增多、消化道疾病）。
4. 有无与铁吸收障碍有关的疾病史，如胃酸缺乏、慢性腹泻、十二指肠及空肠疾病等。
5. 有无严重的全身疾病，如肿瘤、系统性红斑狼疮（SLE）等。

6．有无机体缺氧或组织器官含氧量不足的表现。

（1）心血管系统：心脏不适、心悸及晕厥等。

（2）中枢神经系统：记忆力减退、多梦、失眠等。

（3）骨骼肌肉系统：乏力等。

（4）泌尿系统：腰痛、夜尿等。

（5）消化系统：食欲缺乏或食欲下降等。

7．有无机体含铁酶缺乏的表现

（1）机体免疫力低下的表现，常发生上呼吸道感染等。

（2）皮肤黏膜含铁酶缺乏的表现，如吞咽困难，有时可误诊为食管癌。

（3）毛发指甲的表现，毛发稀疏、易脱落、反甲等。

【体格检查】

1．注意皮肤、黏膜、毛发、指甲的特殊表现。

2．注意有无其他疾病的器质性体征，如全身浅表淋巴结肿大，皮肤瘀点、瘀斑及肝脾肿大等。

3．注意缺铁性贫血的心脏体征，如心界大小、有无杂音等。

【辅助检查】

1．血常规特点　低色素小细胞性贫血。

2．骨髓检查特点　增生性贫血骨髓象。红细胞比例大于30%，无恶性细胞及明显异常形态细胞，各期白细胞比例正常。

3．血清铁及铁蛋白水平，骨髓铁染色。

4．其他排除性检查，如超声、X线及CT等。

【诊断要点】

1．引起铁缺乏的病因、诱因及基础疾病。

2．临床表现。

3．血液学特点（骨髓检查及血常规）及血清铁蛋白下降。

4．铁剂治疗有效。

【治疗】

1．病因治疗　为治疗缺铁性贫血的主要环节。

2．铁剂治疗

（1）口服补铁：首选硫酸亚铁治疗（注意铁剂的特点、效价及补充贮存铁的治疗）。硫酸亚铁常用0.1 g，每日三次，至血红蛋白恢复正常，再用药1～3个月补充贮存铁。

（2）注射铁剂治疗：口服铁剂不能耐受或者胃肠道正常解剖部位发生改变而影响铁的吸收。铁剂总量（mg）＝体重（kg）×0.33×（需达到的Hb浓度－患者的Hb浓度）。

3．输血　输血为补充铁最有效、最快速的方法。一般血红蛋白低于60 g/L，可以考虑输血，但在部分患者中可诱发由输血导致的副作用，临床应严格掌握。

4．辅助治疗　①服用促进铁吸收的药物及避免抑制铁吸收的药物。②高热量、高蛋白质饮食。③可适当补充维生素C，忌用含鞣酸的药物及食物（茶叶），避免抑制铁吸收。

四、复习思考题

1．缺铁性贫血的临床表现有哪些？
2．简述缺铁性贫血的病因。
3．简述铁剂治疗缺铁性贫血的注意事项。

（李晓明　邢宏运　唐君玲）

第二节　再生障碍性贫血

实习地点：血液科病房与示教室

实习学时：3 学时

一、实习目的

1．掌握再生障碍性贫血的临床表现特点、诊断依据及鉴别诊断。
2．熟悉再生障碍性贫血的分型及治疗方法。
3．了解再生障碍性贫血的发病机制及可疑病因、诱因。

二、实习重点

再生障碍性贫血的临床表现及鉴别诊断。

三、实习内容

【定义】
再生障碍性贫血（aplastic anemia，AA），简称再障，是一种可能由不同病因和机制引起的骨髓造血功能衰竭症。
【询问病史】
1．起病时间、病程、病情进展缓急，注意发热、出血及贫血的特点。
2．注意可疑的病因，如药物、射线、病毒感染等。
3．经过何种治疗，疗效如何？
【体格检查】
1．全身情况，尤其注意皮肤、黏膜的出血特点。

2．有无浅表淋巴结肿大及肝脾大。

3．注意寻找感染源、感染灶，有无合并败血症及有无脏器出血体征。

【辅助检查】

1．血常规　多数呈"三系减少"，部分复发患者减少可不平衡，但血常规中无异常细胞，呈正色素正细胞性贫血。

2．网织红细胞计数　比例常低于 5%，绝对值＜ 15×10^9/L。

3．碱性磷酸酶（ALP）水平正常或增高（指残存的白细胞功能基本正常，只是白细胞数量减少）。

4．骨髓检查

（1）增生低下或明显低下。

（2）细胞分类及形态大致正常。

（3）非造血细胞（淋巴细胞、网状细胞及浆细胞等）增加。

（4）非重型再生障碍性贫血患者可增生活跃。

5．其他辅助检查。

【诊断与鉴别诊断】

（一）诊断

1．临床表现　贫血、出血及感染。

2．血常规及骨髓特点。

3．排除其他血液系统恶性疾病，如阵发性睡眠性血红蛋白尿症（PNH）、白血病等。有时重度缺铁性贫血可呈再生障碍性贫血表现，主要表现为"三系"减少，但骨髓无再生障碍性贫血特点。

（二）鉴别诊断

1．白细胞减少性白血病，血中见白血病细胞。

2．阵发性睡眠性血红蛋白尿（PNH）综合征　"三系减少"，但有溶血的临床及实验室依据。

3．脾功能亢进　慢性肝病、寄生虫疾病有时可表现为"三系减少"，经常有脾明显增大。

【治疗】

1．去除病因　目前较为困难，对大多数再生障碍性贫血而言，病因不明。

2．纠正贫血　输注 RBC。通常使血红蛋白在 60 g/L 以上，有利于药物治疗及保护脏器功能。

3．止血　输注血小板、促凝血药（如酚磺乙胺）等止血。

4．临床感染　选用高效、广谱抗生素，条件允许进入"层流洁净病房"。

5．针对性治疗

（1）免疫抑制治疗：首选抗胸腺细胞球蛋白/抗淋巴细胞球蛋白（ATG/ALG）或环胞素 A（CSA），经费较昂贵，副作用较多，疗效尚不满意（CSA 较理想）。

（2）促造血药物：首选雄激素，如司坦唑醇等。

（3）造血生长因子：粒细胞巨噬细胞集落刺激因子（GM-CSF）或者粒细胞集落刺激因子（G-CSF）。

6．造血干细胞移植　适合 40 岁以下，无感染及其他并发症、有合适供体的重型再生障碍性贫血（SAA）患者。

四、复习思考题

1．试述再生障碍性贫血的临床表现。

2．试述再生障碍性贫血的血常规特点。

3．简述再生障碍性贫血的治疗方法。

（李晓明　邢宏运　唐君玲）

第三节　溶血性贫血

实习地点：血液科病房与示教室

实习学时：3 学时

一、实习目的

1．掌握溶血性贫血的临床特点及鉴别急慢性溶血的临床表现。

2．熟悉溶血的实验室检查。

3．了解溶血的发病机制。

二、实习重点

溶血及溶血性贫血的概念、溶血性贫血的鉴别诊断。

三、实习内容

【定义】

骨髓具有正常造血功能 6～8 倍的代偿能力，当溶血超过骨髓的代偿能力，引起的贫血即为溶血性贫血（hemolytic anemia，HA）。

【询问病史】

1．起病的缓急，首先发病的年龄是否有诱因，如感染、服用药物（非甾体抗炎药）及可疑食物（蚕豆等）。

2．有无全身中毒症状（畏寒、高热、腰痛及少尿）。

3．家族史，部分溶血性贫血和遗传有关。

【体格检查】

1．注意贫血的程度，有无黄疸、脾大等。

2．注意有无特殊面容，如地中海贫血面容，详细检查有无心脏异常及心衰体征等。

【辅助检查】

1．血常规　特别注意网织红细胞（Ret）计数，贫血多为小细胞低色素性贫血。慢性病程反复发作者可有缺铁的特点，WBC 及血小板计数（BPC）基本正常。

2．总胆红素增高，以间接胆红素为主。

3．尿常规　尿胆原增高，血管内溶血者尿隐血及含铁血黄素试验可呈阳性。

4．血清结合珠蛋白水平降低。

5．骨髓检查　红细胞呈代偿性增生，以幼红细胞增生为主，粒红比例倒置，红细胞比例可达 80%。

6．溶血的病因学实验

（1）红细胞脆性试验：遗传性球形红细胞增多症等常明显增加。

（2）Hb 电泳及抗碱血红蛋白（HbF）：地中海贫血常有异常的血红蛋白 α 及 β 区带；HbF 升高多见于 β- 珠蛋白生成障碍性贫血（β- 地中海贫血）。

（3）高铁血红蛋白还原试验：葡萄糖 -6- 磷酸脱氢酶（G6PD）明显异常。

（4）哈姆（Ham）试验：PNH 者为阳性，是血管内溶血的重要试验。

（5）异丙醇试验及热不稳定试验：常提示 RBC 膜结构或功能异常。

7．红细胞寿命标记　用同位素的方法直接检测红细胞寿命。

【诊断与鉴别诊断】

（一）诊断

1．溶血性贫血的诱因及家族史。

2．临床表现。

3．RBC 破坏增加的表现（黄疸、血红蛋白尿等）。

4．临床体征及实验室检查（筛选试验及确诊试验）。

（二）鉴别诊断

1．肝胆疾病、急性黄疸性肝炎、胆囊炎有时易误诊为本病，常有相关疾病的表现。

2．其他溶血性疾病　如先天性家族性非溶血性黄疸（Gibert 综合征）等。

【治疗】

1．病因防治

（1）严格输血制度及指征：输全血有时可致溶血加重，常选用洗涤红细胞。

（2）避免使用致溶血的药物及接触可疑物品。

（3）加强遗传咨询及宣传工作。

2．中止溶血

（1）糖皮质激素：急性常选用丙种球蛋白 0.4 g/（kg·d），静脉注射 3～5 d 或 1.0 g/（kg·d），2 天；稳定后选用口服泼尼松 1 mg/（kg·d）治疗，治疗 4～6 周无效换用其他方案；有效至最小有效剂量至少维持 3 ~ 6 个月。

（2）免疫抑制剂等：慢性溶血性贫血可选用环孢素（CSA）、硫唑嘌呤、抗 CD20 单抗、吗替麦考酚酯、环磷酰胺等免疫抑制剂。

3．对症治疗

（1）碱化尿液，防止肾衰竭、心衰及休克发生。

（2）输血：最好使用洗涤红细胞。

4．切脾术　遗传性溶血性贫血患者可实施手术切脾术；糖皮质激素无效、维持剂量过大、有使用的禁忌证或无法耐受也是适应证。

5．骨髓移植　地中海贫血行骨髓移植有较好的疗效。

四、复习思考题

1．简述治疗溶血性贫血的注意点。

2．简述溶血性贫血的鉴别诊断。

3．溶血的实验室检查有哪些？

（李晓明　邢宏运　唐君玲）

第四节　急性白血病

实习地点：血液科病房与示教室

实习学时：3 学时

一、实习目的

1．掌握急性白血病的临床表现及诊断依据。

2．了解急性白血病的病因、发病机制及遗传学改变特点。

二、实习重点

急性白血病的临床表现。

三、实习内容

【定义】

急性白血病（acute leukemia，AL）是造血祖细胞的恶性克隆性疾病，发病时骨髓中异常的原始细胞及幼稚细胞（白血病细胞）大量增殖并抑制正常造血，可广泛浸润肝、脾、淋巴结等。

【询问病史】

1．注意发病的情况、病程进展如何，尤其应注意首发症状的特点及其衍变规律。急性白血病有时以急性上呼吸道感染样症状就诊，有时以牙龈出血为首发症状，询问时应仔细，以免误诊。

2．注意询问有关急性白血病的浸润症状。

3．有无理化因素及家族史。

【体格检查】

1．注意贫血的程度、出血的性质及伴随症状的特点。

2．仔细寻找有无感染灶。感染灶常为隐蔽部位，有时皮肤轻微外伤即可成为病灶，如肛周、膈下等。

3．注意急性白血病的浸润体征（肝脾大或淋巴结肿大，皮肤软组织包块、结节等）。

4．注意有无神经系统体征，部分患者可首先表现出颅压增高等症状。

【辅助检查】

1．血常规　多数表现为 WBC 异常增多，且能发现白血病细胞，Hb 及血小板（plt）多数降低。还应注意幼稚细胞和白血病细胞的区别，两者概念不同。

2．骨髓及细胞化学检查　骨髓检查为诊断主要依据之一，细胞化学检查可帮助急性白血病分型。

3．免疫学检查　流式细胞技术免疫分型。

4．染色体检查和分子生物学检查　部分患者可发现有标志性染色体异常，如 M3 表现为 t（15；17），$PML-RAR\alpha$ 阳性等。

5．血液生化改变　血清尿酸增高，血清 LDH 增高，出现中枢神经系统白血病（CNSL）时，要行脑脊液生化、脑脊液常规、流式细胞学检查。

6．其他检查　如 B 超、胸部 CT、增强 MRI 等。

【诊断与鉴别诊断】

（一）诊断

1．临床特征　进行性出血、贫血、发热及骨骼疼痛。

2．血常规特点。

3．骨髓、细胞化学检查。

4．外周血或骨髓细胞免疫分型。

5．染色体和分子生物学改变。

（二）鉴别诊断

1．再生障碍性贫血　临床表现有时可完全一致，但再生障碍性贫血无白血病细胞。

2．骨髓增生异常综合征　该病 RAEB 型除病态造血外，外周血中有原始和幼稚细胞，有全血细胞计数减少和染色体异常，易与白血病相混淆；但骨髓中的原始细胞少于 20%。

3．传染性单核细胞增多症　可见变异淋巴细胞。

【治疗】

1．对症、支持治疗

（1）营养支持及抗感染治疗。

（2）成分输血支持：输 RBC、plt 等。

（3）紧急处理白细胞增多症。

（4）防治高尿酸血症。

2．联合化疗　根据 FAB 分型的结果选用标准方案，规律性周期化疗至患者获临床缓解（CR）。急性髓系白血病首选 DA 方案（柔红霉素＋阿糖胞苷）；急性淋巴细胞白血病则首选 DVP（长春新碱＋泼尼松＋柔红霉素）或 VDLP 方案（DVP 方案＋门冬酰胺酶），Ph^+ 急性淋巴细胞白血病则加用酪氨酸激酶抑制剂（TKI），首选二代达沙替尼（100 mg/d）。

3．造血干细胞移植　对于复发难治性白血病、高危白血病患者，异基因造血干细胞移植为首选，无条件者则予以最好的支持及维持治疗。

4．防治中枢神经系统白血病。

5．免疫调节治疗　干扰素、白介素 -2（IL-2）。

6．中药治疗。

四、复习思考题

1．简述急性白血病的临床表现及诊断标准。

2．简述急性白血病治疗原则。

（李晓明　邢宏运　唐君玲）

第五节　慢性粒细胞白血病

实习地点：血液科病房与示教室

实习学时：3 学时

一、实习目的

1．掌握慢性粒细胞白血病的临床表现特点及口服化疗方案。

2．熟悉慢性粒细胞白血病的衍变规律。

3．了解慢性粒细胞白血病的治疗进展。

二、实习重点

慢性粒细胞白血病的临床表现。

三、实习方法

【定义】

慢性粒细胞白血病（chronic myelogenous leukemia，CML）是一种发生在多能造血干细胞的恶性骨髓增殖性肿瘤（为获得性造血干细胞恶性克隆性疾病），主要涉及髓系。

【询问病史】

1．部分患者可无临床症状在体检时发现。

2．起病隐匿，可以消化道症状、左上腹包块为首发症状。

3．注意有无消耗性症状，如多汗、消瘦、低热等。

4．询问有无浸润表现及高黏滞综合征表现，如不明原因突眼、颅神经损伤、不明原因的皮肤黏膜栓塞性坏死等。

【体格检查】

1．查体有无贫血体征及消耗性疾病体征。

2．注意皮肤、黏膜有无粒细胞肉芽肿。

3．注意脾大的特点，常为巨脾，有时可出现栓塞后疼痛症状。

【辅助检查】

1．血常规　WBC 异常升高，常可达 $100 \times 10^9/L$ 以上，以中晚期粒细胞为主；Hb 多正常；plt 常升高。

2．骨髓检查　增生极度活跃或明显活跃，粒系明显增多（骨髓细胞学不能确诊慢性粒细胞白血病）。

3．中性粒细胞碱性磷酸酶（NAP）　水平显著降低。NAP 为正常的白细胞中的功能酶，其降低提示白细胞功能异常。

4．染色体检查　Ph 染色体 t（9;22）（q34;p11）形成 *BCR-ABL* 融合基因是其特征性表现。

5．其他检查　超声、X 线等。

【诊断与鉴别诊断】

（一）诊断

1．临床表现，常为巨脾。

2．血常规 WBC 异常增多。

3．骨髓特点。

4．*BCR-ABL* 基因、Ph 染色体为阳性。

（二）鉴别诊断

1．肝硬化　常有肝病史，肝功能改变。

2．类白血病反应　常由感染、严重创伤等引起，发热、WBC 增多，无明显脾大，碱性磷酸酶（AKP）明显增高。若控制感染和创伤，则 WBC 恢复正常。

【治疗】

1．对症治疗

（1）控制高黏滞状态，可用丹参注射液、生理盐水行血液稀释治疗；防止及治疗脾梗死。

（2）WBC 清除术治疗，能迅速降低 WBC。

2．分子靶向治疗　酪氨酸激酶抑制剂（甲磺酸伊马替尼）为首选。注意监测疗效和伊马替尼（IM）耐药及激酶区突变检测实施调整 TKI 药物。

3．其他药物治疗

（1）羟基脲，治疗量为 3 ~ 6 g/d，WBC 控制在 20×10^9/L 以下即给予维持量 0.5 g/d 维持。

（2）阿糖胞苷、高三尖杉酯碱、白消安等。

4．干扰素治疗　α-INF$_1$ 为首选，可起到延续急变的作用（部分病例 Ph 染色体阴转，从而干预慢性粒细胞白血病的自然病程）。

5．慢性粒细胞白血病急变者则使用相应类型急性白血病的联合化疗方案进行治疗，但预后极差。

6．异基因造血干细胞移植　是唯一治愈方法。

四、复习思考题

1．慢性粒细胞白血病与类白血病反应应如何鉴别？

2．慢性粒细胞白血病的分子靶向治疗药物有哪些，它们的作用机制是什么？

3．如何处理 WBC 异常增高（> 100×10^9/L）的慢性粒细胞白血病患者？

（李晓明　邢宏运　唐君玲）

第六节　淋 巴 瘤

实习地点：血液科病房与示教室

实习学时：3 学时

一、实习目的

　　1．掌握恶性淋巴瘤的临床表现及病理分型。
　　2．熟悉恶性淋巴瘤的临床分型、分组及治疗方案。
　　3．了解恶性淋巴瘤的发病机制及免疫分型。

二、实习重点

　　恶性淋巴瘤的临床表现及病理分型。

三、实习内容

　　【定义】
　　淋巴瘤（lymphoma）起源于淋巴结和淋巴组织，其发生大多与免疫应答过程中淋巴细胞增殖分化产生的某种免疫细胞恶变有关，是免疫系统的恶性肿瘤。
　　【询问病史】
　　1．注意有无全身症状（发热、盗汗及体重下降）。
　　2．本病临床表现多样，尤应注意压迫症状。部分患者可表现在淋巴结以外的脏器发病，极易误诊，如皮肤淋巴瘤、肠道淋巴瘤、肺部恶性淋巴瘤、脑组织恶性淋巴瘤等。
　　3．仔细询问淋巴结肿大的发生、增长速度以及毗邻关系。
　　【体格检查】
　　1．注意有无血液系统体征，如贫血、出血及发热等。
　　2．注意淋巴结的性质及毗邻的关系。
　　3．有无腹腔包块及脾大，脾进行性增大常为恶性淋巴瘤进展为 Ⅲ 期的标志。
　　【辅助检查】
　　1．血常规　多无明显异常，如并发淋巴瘤细胞白血病则可发现淋巴瘤白血病细胞及 Hb 下降、plt 下降等。
　　2．淋巴结活检　为确诊的实验室检查，并可对该病进行病理分型。
　　3．骨髓　如发现淋巴瘤细胞则提示有骨髓浸润，临床分期为 Ⅳ 期。

4．其他检查

（1）免疫分型：目前免疫分型在诊断中非常重要，按表面标记抗原不同，可分为低度恶性、中度恶性及高度恶性淋巴瘤。

（2）染色体检查、基因测序、荧光原位杂交（FISH）检查与预后及药物选择密切相关。

（3）X 线：可判断有无纵隔淋巴结肿大等。

（4）超声：可判断有无腹腔淋巴结肿大等。

（5）PET-CT：在初诊临床分期及疗效判断方面具有明显优势。

（6）MRI：对于中枢及脊柱病灶具有明显优势。

【诊断与鉴别诊断】

（一）诊断

1．根据临床表现。

2．淋巴结活检为首推确诊手段（目前不主张用穿刺涂片检查，常破坏淋巴结构，且细胞含量少、可信度不高）。

（二）鉴别诊断

1．淋巴结结核　患者常为儿童，可找到病灶。

2．淋巴结炎　常和外伤、感染有关。

3．毗邻器官肿瘤转移　如肺癌纵隔转移等。

【治疗】

1．对症治疗

（1）主要以缓解压迫症状为主，如对上腔静脉综合征采取紧急放疗等措施。

（2）缓解由于压迫而产生的疼痛，如针对根性神经痛，使用强镇痛药。

2．放射治疗

（1）适应证：适用于霍奇金淋巴瘤（HD）的第Ⅰ、Ⅱ及ⅢA 期患者，非霍奇金淋巴瘤（NHL）第Ⅰ、Ⅱ期患者。

（2）方法：纵隔以上采取斗篷野常规放疗，纵隔以下采取倒"Y"字形放疗。

（3）剂量：约需 3500～4000 Gy，3～4 周完成。

3．联合化疗　适用于所有恶性淋巴瘤患者，HD 首选 ABVD 方案（多柔比星＋博来霉素＋长春新碱＋达卡巴嗪），NHL 首选 CHOP 方案（环磷酰胺＋多柔比星＋长春新碱＋泼尼松）。

4．生物治疗

（1）单克隆抗体：如 CD20 单克隆抗体等。

（2）干扰素：对蕈样肉芽肿等有部分缓解作用。

（3）抗幽门螺杆菌药：对胃黏膜相关淋巴组织（MALT）淋巴瘤有效。

5．造血干细胞移植　异基因造血干细胞移植：用于 60 岁以下、重要脏器功能正常、缓解期短、难治易复发的侵袭性淋巴瘤等，也可通过自体造血干细胞移植进行巩固治疗。

6．手术治疗　合并脾功能亢进者并有脾切除指征者。

四、复习思考题

1. 如何确诊恶性淋巴瘤？
2. 试述恶性淋巴瘤的治疗原则。
3. 如何对淋巴结肿大进行正确诊断？

（李晓明　邢宏运　唐君玲）

第七节　原发免疫性血小板减少症

实习地点：血液科病房与示教室

实习学时：3 学时

一、实习目的

1. 掌握原发免疫性血小板减少症（ITP）临床表现特点及激素使用原则。
2. 熟悉原发免疫性血小板减少症的临床分类。
3. 了解原发免疫性血小板减少症的发病机制。

二、实习重点

治疗原发免疫性血小板减少症的原则。

三、实习方法

【定义】
原发免疫性血小板减少症（primary immune thrombocytopenic，ITP）既往也称为特发性血小板减少性紫癜，是一种复杂的多种机制共同参与的获得性自身免疫性疾病。
【询问病史】
1. 注意患者的一般状况，如性别、年龄等。
2. 询问有无诱发因素，如可疑药物（阿司匹林、抗生素及抗病毒药物等），上呼吸道感染等。
3. 注意出血的性质　有无皮肤、黏膜出血，有无脏器出血；如为女性尤应注意月经情况。

4．发病时有无全身症状以及患者的疾病史（有无肝炎、结核及其他慢性病及用药情况）。

【体格检查】

1．注意皮肤、黏膜出血的特点及分布，出血为瘀点、瘀斑或出血点，有无血肿等。

2．收集有无内脏出血的体征，如有无血尿、黑便等。

3．注意贫血及出血的比例。

4．仔细检查有无肝脾大。

【辅助检查】

1．血常规　plt 下降为主要特点（初诊者常需连续 3 次检查），一般无贫血，WBC 正常。

2．毛细血管脆性试验阳性。

3．凝血功能试验正常，患者除血小板质量或数量异常外，其他凝血因子均正常，故凝血酶原时间（PT）、部分活化促凝血酶原激酶时间（APTT）等均正常。

4．骨髓检查　巨核细胞成熟障碍为主要特点。

5．血小板相关免疫球蛋白阳性（PAIg+）。

6．血小板凝集功能降低。

【诊断与鉴别诊断】

（一）诊断

1．临床表现（以出血为主）。

2．血小板计数下降为重要特点。

3．排除继发性血小板减少的因素。

4．骨髓检查巨核细胞成熟障碍，抗血小板抗体阳性。

5．一般无脾大，激素治疗有效。

（二）鉴别诊断

1．过敏性紫癜　表现为出血性丘疹，对称分布、突出皮面，常有瘙痒感。

2．脾功能亢进　多有慢性肝病史，常有 RBC、WBC 降低。

3．再生障碍性贫血　有贫血、出血和感染，血常规示血细胞减少多见，骨髓增生减低或重度减低。

【分型与分期】

1．新诊断 ITP　< 3 个月的 ITP。

2．持续性 ITP　3 ～ 12 个月的 ITP。

3．慢性 ITP　> 12 个月的 ITP。

4．重型 ITP　plt < 10×10^9/L，并伴发出血症状或常伴治疗中发生新的出血症状。

5．难治性 ITP　进行诊断再评估仍确诊为 ITP，且脾切除无效或术后复发。

【治疗】

1．一般治疗

（1）plt < 10×10^9/L 者应防治颅内出血：急诊输注血小板，静脉用激素。常用甲泼尼龙 1.0 g/d，使用 3 天。

（2）酌情使用止血药，但效果有限，如酚磺乙胺（止血敏、止血定）等。

（3）输注新鲜血小板。

（4）中药：促血小板生成，如血美安胶囊、升血小板胶囊等。

2．激素治疗

（1）激素为治疗原发免疫性血小板减少症的首选药物。

（2）剂量：$1 \sim 2$ mg/（kg·d）。

（3）病情重应使用静脉制剂，40 mg/d，使用 4 天；无效者可在半个月后重复一次。

（4）血小板上升至正常后逐渐减量（$10 \sim 15$ mg/w），至维持量 $10 \sim 15$ mg/d，维持 $3 \sim 6$ 个月。

3．其他治疗方法

（1）血浆置换：可迅速去除 PAIg，急诊可使用，效果佳。

（2）脾切除术：激素无效、不耐受或者维持剂量较高者可采用。

（3）静脉输注丙种球蛋白：大剂量丙种球蛋白 0.4 g/（kg·d），静脉注射 $3 \sim 5$ 天。

（4）免疫抑制剂：如 CD20 单抗、CSA、环磷酰胺等。

四、复习思考题

1．试述原发免疫性血小板减少症的治疗原则。

2．原发免疫性血小板减少症的诊断标准是什么？

3．试述激素治疗原发免疫性血小板减少症的机制？

（李晓明 邢宏运 唐君玲）

第六章　内分泌系统和营养代谢性疾病

第一节　糖尿病

实习地点： 内分泌科与示教室

实习学时： 3 学时

一、实习目的

1. 掌握糖尿病的主要症状、并发症表现。
2. 掌握糖尿病的诊断标准和分型。
3. 掌握降糖药和胰岛素治疗的原理、适应证和使用方法。

二、实习重点

1. 糖尿病的主要症状、并发症表现。
2. 掌握糖尿病的诊断方法、诊断标准和分型。
3. 降糖药和胰岛素治疗的原理、适应证和使用方法。

三、实习内容

【定义】

糖尿病（diabetes mellitus）是一组由多病因引起的以慢性高血糖为特征的代谢性疾病，是由胰岛素分泌和（或）利用缺陷引起的。

【询问病史】

1. 病前有无特殊诱因，如感染、发热、外伤、手术、妊娠、分娩、应用糖皮质激素等，有无家族史，有无肥胖、高血压，冠心病史。

2. 有无"三多一少"症状，如饮食量增加多少，每日饮水量、尿量有多少，最胖时体重有多少，体重是否减少（减少的值有多少），有无疲乏、无力症状。

3．注意并发症表现，如视力有无下降，牙齿有无脱落，血压是否升高，有无心悸、心前区不适、心绞痛，有无头晕、头痛等心血管病变表现，有无咳嗽、咳痰、咯血等呼吸道症状，有无尿频、尿急、尿痛、水肿等尿路感染、肾病表现，有无皮肤感染、手脚麻木、感觉异常等症状，有无恶心、呕吐、神志不清、昏迷等酮症酸中毒症状。

4．询问诊断糖尿病时血糖及糖化血红蛋白的数值；病史长的患者应询问治疗经过，应用何种控制血糖的方案；平时血糖、血压的控制情况，病情的发展变化情况。

【体格检查】

1．营养发育情况如何，是否有消瘦、营养不良、贫血、水肿，或肥胖，超重。

2．意识状态如何，呼吸是否深大、有无酮味。

3．皮肤弹性如何，有无失水、水肿，有无皮肤感染、疖、痈、溃疡，足有无溃烂，胫前有无色素斑，口腔牙齿有无脱落，牙龈有无溢脓，黏膜有无津液。

4．视力如何，有无白内障、视网膜病变。

5．双肺视诊、触诊、叩诊、听诊有无异常发现。

6．心界大小，心率及节律如何，有无心衰表现，血压是多少。

7．腹部是否平坦，有无压痛、反跳痛，肝、脾是否扪及，有无移动性浊音。

8．双下肢足背动脉是否能扪及，双下肢是否水肿。

9．神经系统检查 感觉（如痛觉），腱反射、踝反射有无异常。

【辅助检查】

1．尿常规 是否有尿糖、尿酮体，尿比重水平，尿蛋白定性、定量检查。

2．血糖 空腹血糖正常值 < 6.1 mmol/L 糖负荷后 2 小时血糖 < 7.8 mmol/L，检查患者是否在正常范围内。

3．口服葡萄糖耐量试验（OGTT） 抽血查空腹静脉血糖后口服 75 g 葡萄糖（5 ～ 10 分钟内饮完，测定空腹血糖及开始饮葡萄糖水后 2 小时静脉血糖）。

4．糖化血红蛋白（HbA1c）检查。

5．其他检查 血常规、血脂、电解质、血酮体、血 pH、二氧化碳结合力（CO_2CP）、肝肾功能、尿微量白蛋白 / 肌酐水平检测，腹部超声、颈部血管彩超、眼底照相、周围神经感觉阈值检查，踝肱指数测定等有关糖尿病并发症的检查。

【诊断与鉴别诊断】

（一）诊断

1．糖尿病标准（WHO 标准） 有糖尿病症状（"三多一少"）+ 任何时候血糖 ≥ 11.1 mmol/L 或空腹血糖 ≥ 7.0 mmol/L，或 OGTT2 小时血糖 ≥ 11.1 mmol/L 可诊断为糖尿病。症状不典型者，需另一天再次证实。

2．糖耐量异常 空腹血糖受损（IFG）指空腹血糖为 6.1 ～ 6.9 mmol/L，糖负荷后 2 小时血糖 < 7.8 mmol/L。糖耐量减低（IGT）指空腹血糖 < 7.0 mmol/L，糖负荷后 2 小时血糖为 7.8 ～ 11.0 mmol/L。

3．正常血糖 空腹血糖 < 6.1 mmol/L，糖负荷后 2 小时血糖 < 7.8 mmol/L。

（二）鉴别诊断

1．尿糖阳性需与肾性糖尿、妊娠期糖尿、应激性高血糖、乳糖尿鉴别。

2．具有口渴、多尿等症状应与尿崩症鉴别。此病症状为尿多、尿比重低、尿糖阴性、血糖正常。

3．具有高血糖症状应与继发性糖尿病，如胰腺炎、胰腺癌、库欣综合征、肢端肥大症等鉴别。

4．糖尿病患者发生高渗性糖尿病昏迷、酮症酸中毒昏迷应与低血糖昏迷、肝性脑病、尿毒症等鉴别。

【治疗】

1．糖尿病五大治疗方法　包括饮食、运动、药物、糖尿病教育和病情监测，强调长期、综合、个体化治疗。

2．饮食治疗　掌握饮食治疗的原则、方法，并为不同患者计算不同饮食治疗方案。原则是根据理想体重和劳动强度为患者确定适当的总能量，结合我国的饮食习惯，使糖类占60%左右，蛋白质占12%～15%，脂肪占25%～30%。食物的种类在原则上与正常人膳食相同，应少食单糖、甜食及油腻食物，主食中可增加富含纤维素及维生素的粗粮，多食新鲜蔬菜。动物脂肪、植物脂肪比例为1：2左右。

3．口服降糖药

（1）促胰岛素分泌剂

1）磺脲类：适应于单纯饮食治疗效果不佳的2型糖尿病。常用药物有格列齐特、格列喹酮、格列吡嗪、格列美脲。副作用主要为低血糖反应。

2）格列奈类：非磺脲类促胰岛素分泌剂。具有吸收快，起效快和作用时间短的特点，主要用于控制餐后高血糖，也有一定降低空腹血糖的作用。餐前或进餐时服用。常用药物有瑞格列奈和那格列奈，主要不良反应为低血糖反应。

（2）双胍类：是2型糖尿病控制高血糖的一线用药和联合用药中的基础用药。常用药物为二甲双胍。副作用有胃肠道反应；使用苯乙双胍（降糖灵）剂量较大的患者，有可能引起乳酸性酸中毒，尤其是原有肝肾功能障碍或合并有重症感染、缺氧等情况时更易出现。

（3）α-葡萄糖苷酶抑制剂：适应于轻到中度的2型糖尿病，尤其是餐后血糖升高而空腹血糖升高不显著的2型糖尿病。常用药物有阿卡波糖（拜糖平）和米格列醇。主要副作用为肠胀气、肛门排气增多、腹泻。

（4）噻唑烷二酮：为一种胰岛素增敏剂，有明显降低血脂、轻度降血压、抗氧化、有效减轻胰岛素抵抗的作用。药物有吡格列酮和罗格列酮。

（5）二肽基肽酶Ⅳ（DPP-Ⅳ）抑制剂：通过抑制DPP-Ⅳ的活性而减少GLP-1的失活，提高内源性GLP-1的水平。可单药应用，也可与二甲双胍合用。常用药物有西格列汀、沙格列汀、利格列汀等。

（6）钠-葡萄糖耦联转运体2（SGLT-2）抑制剂：通过降低近段肾小管管腔侧葡萄糖膜上的SGCT-2的作用而抑制葡萄糖的重吸收，降低肾糖阈，促进尿葡萄糖排泄，从而达到降低血糖的作用。常用药物有达格列净、恩格列净、达格列净。特别适用于糖尿病合并动脉粥样硬化性心血管疾病（ASCVD）或慢性肾病患者。

4．胰岛素治疗 适应证包括：①1型糖尿病；②2型糖尿病患者经饮食、运动及口服降糖药治疗血糖不能满意控制；③糖尿病伴急性并发症、合并症；④2型糖尿病合并有严重心、脑、眼、肾、神经等并发症和消耗性疾病；⑤手术、妊娠和分娩；⑥某些特殊类型糖尿病；⑦新发病且与1型糖尿病鉴别困难的糖尿病伴消瘦。根据作用时间及特点，胰岛素分为短效胰岛素，中效胰岛素、长效胰岛素以及预混胰岛素，胰岛素类似物分为速效、长效和预混胰岛素类似物。剂量遵循小剂量开始、个体化的原则。不良反应有低血糖反应、过敏反应等。

5．胰高血糖素样肽-1（GLP-1）受体激动剂 与胰腺β细胞的GLP-1受体结合后，可葡萄糖依赖性地刺激胰岛素合成和分泌；减少胰高血糖素释放；还可作用于中枢神经系统GLP-1受体，进而减少食物摄入；并通过促进棕色脂肪组织的生热作用和白色脂肪组织分解作用增加能量消耗；延迟胃排空。需皮下注射，适用于肥胖、胰岛素抵抗明显的2型糖尿病患者。特别适用于糖尿病合并ASCVD的患者。有胰腺炎病史患者禁用，不用于1型糖尿病和酮症酸中毒治疗。药物有利拉鲁肽和艾塞那肽，常见不良反应为胃肠道反应。

6．糖尿病大血管并发症的处理 控制血糖、降压治疗、调整血脂、使用阿司匹林等抗血小板药治疗。

7．微血管并发症的处理 早期严格控制血糖及血压、血脂等。

四、复习思考题

1．结合糖尿病患者的问诊提出糖尿病及其并发症的诊断，并说出依据。

2．为该患者制定适合的血糖控制方案。

（白 雪 万 沁）

第二节 水和电解质平衡失调

实习地点：内分泌科病房与示教室

实习学时：3学时

一、实习目的

1．掌握常见的水电解质平衡失调的临床表现、诊断及治疗原则。

2．了解少见的水电解质平衡失调的诊断及治疗。

二、实习重点

1．水、钠平衡失调的病因、临床表现、实验室检查、治疗。
2．低钾血症与高钾血症的病因、临床表现、实验室检查、治疗。

三、实习内容

【定义】
水和电解质平衡失调指体液的容量、分布、电解质浓度及渗透压异常，可导致组织细胞的代谢紊乱和全身各器官的功能障碍，严重时可危及生命。

【询问病史】
1．在询问原发病的同时应注意询问患者自起病以来的饮食情况、饮水情况，是否有口渴的症状，尿量多少。
2．注意询问患者的排便情况，有无腹泻及呕吐，出汗及发热情况如何。
3．有无胃肠减压、引流、造瘘，或肠梗阻等伴发疾病。
4．有无大面积烧伤、剥脱性皮炎等渗出性皮肤病。
5．有无胸腹腔炎性渗出液的引流，如反复大量的放胸腔积液、腹水。
6．有无反复大量应用噻嗪类、呋塞米等排钠利尿剂，胰岛素、皮质激素、去氧皮质酮、甘草类等药物。
7．是否合并肾上腺皮质功能减退症、库欣综合征、原发性醛固酮增多症、恶性肿瘤、肝硬化晚期、甲亢、慢性肾功能不全等疾病。
8．是否输注大量库存血、摄入含钾较多的食物及药物，是否合并重度溶血性贫血、大面积烧伤、创伤性横纹肌溶解症，是否接受大剂量化疗、血液透析等。

【体格检查】
1．注意检查患者的体温、脉搏、呼吸、血压等生命体征。
2．检查患者皮肤的弹性、湿润度，呼吸的频度、深度，精神状态，尿量改变等。
3．检查患者的口腔黏膜和神经反射情况，心脏、肺部及腹部体征。

【辅助检查】
1．高渗性失水时可出现尿比重升高、血红蛋白升高、平均血细胞比容升高、血钠升高（> 145 mmol/L）和血浆渗透压升高（> 310 mmol/L）。严重者可出现代谢性酸中毒、氮质血症。
2．等渗性失水时血钠、血渗透压正常，尿量少、尿钠少或正常。
3．低渗性失水时血钠降低（< 130 mmol/L）、血浆渗透压降低（< 280 mmol/L），晚期尿量少、尿比重低、尿钠少。血细胞比容、红细胞计数、血红蛋白、血尿素氮升高。
4．水中毒时血浆渗透压、血钠降低，血浆蛋白、血红蛋白、红细胞计数、血细胞比容、平均血红蛋白浓度降低，平均红细胞体积增大。
5．低钠血症时血清钠浓度降低（< 135 mmol/L），高钠血症时血清钠浓度升高（> 145 mmol/L）。

6．低钾血症时血清钾浓度降低（＜3.5 mmol/L），心电图示 T 波宽而低、QT 间期延长、出现 U 波和各种心律失常。高钾血症时血清钾浓度升高（＞5.5 mmol/L）；心电图示高尖 T 波、PR 间期延长、P 波消失、QRS 波增宽、ST 段和 U 波融合，以及各种心律失常。

【诊断】

根据患者的原发病、诱因、合并症、临床表现、体格检查、实验室检查结果等可做出诊断。

【治疗】

在治疗过程中严密监测，详细记录出入量，列出平衡表，量出为入。定期检查患者的内环境情况，作为诊断、判断疗效、观察病情演变的基础指标。要掌握和监视心、肺、肾功能和循环功能变化。

1．对于失水的患者，应积极治疗原发病，严密观察每日出入量及监测电解质等指标的变化和脱水体征的改变。依据失水的类型、程度、身体情况，决定补液量、种类、途径和速度。

2．对于水中毒患者首先应积极治疗原发病，控制水摄入及不适当的补液。轻症要限制摄入水量，严格记录 24 小时出入水量，以摄入水少于尿量为目标，或适当加用利尿剂。急重症水中毒，以保护心、脑功能为目标，以脱水和（或）纠正低渗为目的。

3．缺钠性低钠血症和稀释性低钠血症的治疗与低渗性失水、水中毒相同。转移性低钠血症治疗上以去除原发病和纠正低钾为主。

4．浓缩性高钠血症的治疗与高渗性失水相同。潴钠性高钠血症的治疗，除了控制钠摄入外，也可采取 5% 葡萄糖溶液稀释疗法或鼓励多饮水，但必须同时使用排钠利尿剂，且需严密监护患者的心肺功能，防止输水过多、过快，以免导致肺水肿。

5．低钾血症的患者应积极治疗原发病，给予富含钾的食物，预防钾缺乏，同时及时补钾。口服补钾最安全；静脉补钾可使用氯化钾、谷氨酸钾、门冬氨酸钾等，静脉补钾应注意补钾浓度不能太大、速度不能太快、不能静脉推注、补钾量不能太多。

（1）途径：轻者给予富含钾的食物。口服补钾以氯化钾为首选；为减少胃肠道反应，宜将 10% 氯化钾溶液稀释于果汁或牛奶中、餐后服用或服用氯化钾控释片，或换用 10% 枸橼酸钾，或鼻饲补钾。严重病例需静脉滴注补钾。

（2）速度：一般静脉补钾的速度以 20 ～ 40 mmol/h 为宜，不能超过 50 ～ 60 mmol/h。

（3）浓度：常规静脉滴注补钾，滴注液体以含钾 20 ～ 40 mmol/L 或氯化钾 1.5 ～ 3.0 g/L 为宜。需要限制补液量。不能口服补钾的严重低钾患者，可行深静脉穿刺或插管，采用精确的静脉微量输注泵匀速输注较高浓度的含钾液体。

6．对于高钾血症的患者应早期识别，积极治疗原发病，控制钾的摄入。可予以 10% 葡萄糖酸钙、5% 碳酸氢钠、25% ～ 50% 葡萄糖和胰岛素、高渗盐水等药物来降低血钾，保护心脏；同时可予以利尿剂、阳离子交换树脂及透析疗法等促进钾离子的排出。

四、复习思考题

1．试述高渗性失水和低渗性失水的鉴别诊断和治疗原则。

2．试述治疗低钾血症时静脉补钾的浓度与速度以及相关注意事项。

3．试述高钾血症的治疗原则及处理方法。

（白 雪 万 沁）

第三节　高尿酸血症与痛风

实习地点：内分泌科病房与示教室

实习学时：3 学时

一、实习目的

掌握高尿酸血症与痛风的主要临床表现、实验检查及诊断、治疗方法。

二、实习重点

高尿酸血症与痛风的主要临床表现及治疗方法。

三、实习内容

【定义】

痛风是嘌呤代谢障碍引起的代谢性疾病。临床上分为原发性和继发性两大类。常与肥胖、糖脂代谢紊乱、高血压、动脉硬化和冠心病等聚集发生。

【询问病史】

1．患者的年龄、性别。有无酗酒、过饱、进食高嘌呤饮食、饮用富含果糖饮料、感染、外伤，用药史、手术史、家族史。

2．有无关节疼痛，关节疼痛起病缓急、起病时间、程度、受累关节、疼痛的性质、加重或缓解因素、关节疼痛发作次数及发作趋势、伴随症状（红、肿、热、功能障碍）、关节疼痛间歇期情况、时间长短。

3．有无合并头痛、发热。

4．有无肾绞痛、血尿、夜尿增多、少尿、无尿、排尿困难、水肿。

5．有无关节畸形、睑缘炎、痛风石形成。

6．接受过哪些治疗，疗效如何。

【体格检查】

1．检查关节有无红、肿、热、痛及功能障碍，尤其是第一跖趾关节。

2．检查有无水肿、苍白、高血压，及肾区叩痛。

3．常规检查头颅（五官）、颈部、胸部（心、肺）、腹部。注意有无睑缘炎；耳廓及关节、鹰嘴滑囊等处有无痛风石，痛风石的部位、大小，有无破溃、瘘管和排出物。

【辅助检查】

1．血尿酸升高　空腹血尿酸水平 ≥ 420 μmol/L。血尿酸应反复监测。

2．尿尿酸测定　限制嘌呤饮食 5 天后，24 小时尿尿酸排出量超过 600 mg，尿酸生成增多。

3．关节囊液或痛风石内容物检查　偏振光显微镜下可见双折光的针形尿酸盐结晶。

4．X 线检查　周围软组织肿胀，邻近软骨骨质"凿孔"样缺损。

5．关节超声　有"双轨征"或不均匀低回声与高回声混杂团块影。

6．尿常规可发现蛋白尿、白细胞尿、轻度血尿、管型尿，血生化检查可发现血肌酐升高。

【诊断与鉴别诊断】

（一）诊断

1．如仅有血尿酸持续升高（非同日两次空腹血尿酸水平 ≥ 420 μmol/L）而无临床症状，可诊断为高尿酸血症。

2．当中年以上，特别是男性，突然出现第一跖趾关节、踝关节等单个关节或滑囊红、肿、痛、功能障碍等急性关节炎的表现，结合血尿酸水平升高，秋水仙碱治疗能迅速缓解症状者，应考虑痛风。偏振光显微镜镜检证实存在尿酸盐结晶则为金标准。对反复发作致慢性关节炎的患者，受累关节的超声及 X 线检查有助于诊断。

（二）鉴别诊断

1．类风湿关节炎　四肢近端小关节常呈对称性、梭形肿胀畸形，可有晨僵，类风湿因子可呈阳性，无血尿酸水平升高。

2．化脓性关节炎　关节囊液可培养出细菌、无尿酸盐结晶、血尿酸水平不高。

3．创伤性关节炎　外伤史，血尿酸水平不高，关节囊液无尿酸盐结晶。

4．继发性高尿酸血症　应详细询问病史以排除各种药物导致的血尿酸增高。

【治疗】

1．一般治疗　控制摄入的总能量、低嘌呤饮食、多饮水、不饮酒（尤其是啤酒）、减少饮用富含果糖饮料、戒烟、控制体重、慎用噻嗪类利尿剂等加重高尿酸的药物。

2．急性关节炎期

（1）秋水仙碱：小剂量 1.5 mg/d 有效，且不良反应少，在 48 小时内使用效果更好。

（2）非甾体抗炎药：双氯芬酸钠、依托考昔等，直至症状完全缓解。禁止同时服用两种或多种非甾体抗炎药。常见不良反应有胃肠道溃疡及出血，应警惕心血管系统不良反应，肾功能不全者慎用。

（3）糖皮质激素：上述药物无效或不能使用时，考虑使用糖皮质激素短程口服中等剂量或关节腔注射治疗。

3．痛风发作间歇期或慢性期治疗

（1）排尿酸药物：苯溴马隆，剂量 25 ～ 50 mg/d，每日一次，口服；2 ～ 5 周后根据血尿酸水平调整至每日 75 ～ 100 mg。有尿酸结石者不宜使用，用药期间碱化尿液并保持尿量。

（2）抑制尿酸生成药物：别嘌醇，初始剂量 50 ～ 100 mg，最大剂量 600 mg/d。注意过敏反应，有条件时亚裔人群在用药前可行 *HLA-B5801* 检测。非布司他为不完全依赖肾排泄，可用于轻中度肾功能不全，初始剂量 20 ～ 40 mg/d，最大剂量 80 mg/d。不良反应有肝功能异常等，要警惕心血管系统不良反应。

（3）新型降高尿酸药物：尿酸氧化酶，是选择性尿酸重吸收抑制剂。

降尿酸初期预防性使用小剂量秋水仙碱（0.5 ～ 1 mg/d），3 ～ 6 个月，可减少降尿酸过程中痛风急性发作。

4．伴发疾病治疗　降压药选择氯沙坦或氨氯地平，降脂药选择非诺贝特或阿托伐他汀。合并肾功能不全时使用对肾功能影响小的降尿酸药物。

5．手术治疗　必要时剔除痛风石，对残毁关节进行矫形等手术。

四、复习思考题

1．如何鉴别痛风性关节炎和其他关节炎？

2．如何预防和治疗高尿酸血症与痛风？

（马红艳　钟海花）

第四节　甲状腺功能亢进症

实习地点：内分泌科病房

实习学时：3 学时

一、实习目的

1．掌握 Graves 病（GD）的临床表现。

2．掌握药物治疗原理、适应证、剂量、疗程及不良反应，放射碘（^{131}I）治疗适应证和禁忌证、不良反应及手术治疗的适应证。

3．熟悉 Graves 病的特殊临床表现，本病的实验室检查的意义及其诊断和鉴别诊断。

二、实习重点

1．Graves 病的临床表现。

2．甲状腺功能亢进症（甲亢）三大治疗方法的适应证、禁忌证、优缺点，特别是内科药物治疗的治疗原理、适应证、剂量、疗程及不良反应。

三、实习方法

【定义】

甲状腺功能亢进症是指甲状腺腺体本身产生甲状腺激素过多而引起的甲状腺毒症。

【询问病史】

1．诱因　发病前有无精神创伤史，生活是否紧张、环境有无变化、工作压力是否大。

2．临床症状

（1）高代谢症状：有无怕热、多汗、消瘦等症状，体重下降多少。

（2）消化系统：有无多食、易饥饿、大便次数增多或腹泻等症状。

（3）神经精神系统：有无性情改变、易激动、烦躁失眠、思想不集中、记忆力减退，甚至多虑、躁狂等症状。

（4）心血管系统：有无心悸、活动后胸闷或气促、夜间阵发性呼吸困难、双下肢水肿等症状。

（5）生殖系统：有无月经的改变，量是增多还是减少，时间长短如何；有无停经；有无流产、早产。

（6）肌肉系统：有无乏力，特别是近端肌肉进行性无力、萎缩；有无周期性瘫痪。

（7）眼部：眼球有无胀痛、畏光、流泪、异物感、复视、斜视、视力下降等症状。

3．既往曾明确诊断甲亢的患者应仔细询问就诊情况，使用过何种药物，药物的剂量、效果如何。

4．注意既往史、个人史、家族史的收集，是否合并有重症肌无力、白癜风、脱发、糖尿病等。

【体格检查】

1．注意患者有无激动、兴奋、多言、多动，反应是敏捷还是迟钝。

2．皮肤是否潮湿、多汗，双手有无震颤。

3．眼球是否突出。有无 Graves 眼病体征，包括：① Stellwag 征：瞬目减少，炯炯发亮。②上睑挛缩，睑裂增宽。③ von Graefe 征：双眼向下看时，由于上眼睑不能随眼球下落，出现白色巩膜。④ Joffroy 征：眼球向上看时，前额皮肤不能皱起。⑤ Mobius 征：双眼看近物时，眼球辐辏不良。注意是否有泪阜肿胀、眼睑肿胀、结膜充血、眼睑充血、结膜水肿等症状。

4．甲状腺有无长大，是否呈弥漫性，是否对称，有无结节，质地如何，有无压痛，有无震颤和血管杂音，甲状腺分度属于几度（表6-1）。

表6-1　甲状腺分度

分度	描述
0 度	看不到，扪不到。
Ⅰ 度	看不到，扪得到。
Ⅱ 度	看得见，扪得到，不超过胸锁乳突肌后缘。
Ⅲ 度	超过胸锁乳突肌后缘。

5．心脏有无长大，第一心音强度有无变化，心脏有无杂音，心率是否正常，节律是否整齐，有无心衰表现，脉压是否正常，有无周围血管征。

6．双下肢有无水肿，胫前有无黏液性水肿。

【辅助检查】

1．促甲状腺激素（TSH）　取代 ^{131}I 摄取率与 TRH 兴奋试验，反映甲状腺功能最敏感指标、第一线指标，甲亢时 TSH 通常 < 0.1 mU/L。

2．血清游离三碘甲状腺原氨酸（FT_3）、游离甲状腺素（FT_4）测定　FT_3、FT_4 不受血甲状腺激素结合球蛋白的影响，直接反映甲状腺的功能状态，是临床诊断甲亢主要指标。

3．促甲状腺激素受体刺激性抗体（TSAb）测定　该指标有早期诊断的意义，是诊断 GD 的重要指标之一；对判断病情活动，是否复发也有价值；还可作为停药的重要指标。

4．促甲状腺激素受体抗体（TRAb）测定　鉴别甲亢病因、诊断 GD 的重要指标。

5．甲状腺 ^{131}I 摄取率　诊断符合率可达 90%，可用于鉴别不同病因的甲亢，但不能反映病情的严重程度，且受多种食物和含碘药物的影响，也受多种疾病的影响。本指标已被TSH 取代。

6．血清总三碘甲状腺原氨酸（TT_3）、总甲状腺素（TT_4）测定　血清中的 TT_3、TT_4与蛋白质结合的量达 99.5% 以上，甲状腺激素结合球蛋白的量及结合力的变化会影响TT_3、TT_4。

【诊断与鉴别诊断】

（一）诊断

诊断的程序包括：①甲状腺毒症的诊断，测定血清 TSH、FT_3、FT_4、TT_3、TT_4 的水平；②确定甲状腺毒症是否来源于甲状腺功能亢进；③确定甲亢的原因，如 GD、毒性结节性甲状腺肿、自主性高功能甲状腺腺瘤等。

1．甲亢的诊断　①高代谢症状和体征；②甲状腺肿大；③血清甲状腺激素水平增高、TSH 降低。具备以上 3 项时诊断即可成立。

2．GD 的诊断　①甲亢诊断确立；②甲状腺弥漫性肿大（触诊和超声证实），少数病例可以无甲状腺肿大；③眼球突出和其他浸润性眼征；④胫前黏液性水肿；⑤ TRAb、甲状腺过氧化物酶抗体（TPO-Ab）阳性。以上标准中，①②项为诊断必备条件，③④⑤项为诊断辅助条件。

（二）鉴别诊断

1．甲状腺毒症原因的鉴别　主要是甲亢所致的甲状腺毒症与破坏性甲状腺炎引起的甲状腺毒症（例如亚急性甲状腺炎）的鉴别。两者均有高代谢表现、甲状腺肿和血清甲状腺激素水平升高。而病史、甲状腺体征、彩色多普勒超声表现和 ^{131}I 摄取率是主要的鉴别手段。

2．症状相同鉴别　出汗、怕热、心悸、失眠等，可与神经官能症鉴别，但甲状腺功能检查正常；以消瘦、低热为主要表现者应与结核、恶性肿瘤鉴别；以腹泻为主要表现者应与慢性结肠炎鉴别；以心律失常为主要表现者应与冠心病、风湿性心脏病鉴别；以突眼为主要表现者应与眶内肿瘤鉴别。

【治疗】

1．一般治疗　禁碘饮食、注意休息、加强营养。

2．药物治疗　适应证：①轻、中度病情；②甲状腺轻、中度肿大；③孕妇、高龄或由于其他严重疾病不适宜手术；④手术前和放射性 ^{131}I 治疗前的准备；⑤手术后复发且不适宜 ^{131}I 治疗；⑥中至重度活动的 Graves 眼病（GO）。治疗期：甲巯咪唑（MMI）10 ～ 30 mg/d，每天一次，口服；或者丙硫氧嘧啶（PTU）每次 50 ～ 150 mg，每天 2 ～ 3 次，口服。减量期：每 2 ～ 4 周减量一次，PTU 每次减量 50 ～ 100 mg/d，MMI 每次减量 5 ～ 10 mg/d，3 ～ 4 个月减至维持量，维持期：MMI 维持剂量为 5 ～ 10 mg/d，每天一次，口服；PTU 维持剂量为 50 ～ 100 mg/d，每天 2 ～ 3 次口服。维持 12 ～ 18 个月。药物副作用包括：①粒细胞缺乏症，除了定期检查外周血白细胞计数，监测患者的发热、咽痛等临床症状尤为重要。中性粒细胞 < 1.5×10^9/L 时应当停药。②皮疹，轻度皮疹可以给予抗组胺药，或者换用另外一种抗甲状腺药（ATD）。发生严重皮疹者需要停药，不能换用其他 ATD，选择放射性 ^{131}I 治疗或者手术治疗。③中毒性肝病，甲亢本身可以引起轻度的肝功能异常，需要与 ATD 的肝毒性副作用鉴别。

3．放射性 ^{131}I 治疗　适应证：①甲状腺肿大Ⅱ度以上；②对 ATD 过敏；③ATD 治疗或者手术治疗后复发；④甲亢合并心脏病；⑤甲亢伴白细胞减少、血小板减少或全血细胞减少；⑥甲亢合并肝、肾等脏器功能损害；⑦拒绝手术治疗或者有手术禁忌证；⑧浸润性突眼。对轻度和稳定期的中、重度 GO 患者可单用放射性 ^{131}I 治疗甲亢；对活动期患者，可以加用糖皮质激素。禁忌证为妊娠及哺乳期的甲亢患者。不良反应有引起甲状腺功能减退或放射性甲状腺炎、诱发甲状腺危象、加重活动性 GO。

4．手术治疗　适应证：①甲状腺肿大显著（> 80 g），有压迫症状；②中、重度甲亢，长期服药无效，或停药复发，或不能坚持服药；③胸骨后甲状腺肿；④细针穿刺细胞学（FNAC）证实甲状腺癌或者怀疑恶变；⑤ATD 治疗无效或者过敏的妊娠患者，手术需要在孕中期（孕 4 ～ 6 个月）施行。

四、复习思考题

1．甲亢的临床表现，诊断要点有哪些？

2．如何根据患者的实际情况选择适合的治疗手段？

（王小洁　万　沁）

第五节　甲状腺功能减退症

实习地点：内分泌科病房

实习学时：3 学时

一、实习目的

1．掌握甲状腺功能减退症（甲减）的主要病因、原发性甲状腺功能减退症和继发性甲减的区别。

2．掌握甲状腺功能减退症的临床表现和治疗方法。

3．了解甲状腺功能减退症的病理生理、实验室和影像学检查。

二、实习重点

1．甲减的临床表现。

2．原发性甲减和继发性甲减的区别。

3．甲减的基本治疗方法。

三、实习内容

【定义】

甲状腺功能减退症是由各种原因导致的低甲状腺激素血症或甲状腺激素抵抗而引起的全身性低代谢综合征。

【询问病史】

1．是否做过甲状腺手术，是否有甲亢放射性 [131]I 治疗史，是否有 Graves 病、桥本甲状腺炎病史和家族史等。

2．有无畏寒、乏力、少汗、懒言、少动、记忆力减退、反应迟钝、嗜睡。

3．有无体重增加、面部及四肢水肿，有无皮肤逐渐变干或粗、毛发脱落。

4．有无食欲缺乏、腹胀、便秘，心脏不适、气短，声音嘶哑。

5．有无四肢、肩背肌肉及关节疼痛。

6．女性有无月经紊乱或月经过多、不孕等，男性有无阳痿、性欲减退等。

【体格检查】

1．注意患者有无表情淡漠、反应迟钝、声音嘶哑；有无皮肤干燥、粗糙、脱屑，毛发稀疏、缺乏光泽，有无皮肤温度低，面色是否苍白，颜面和（或）眼睑有无水肿，有无鼻宽、舌大、唇厚，手（脚）掌皮肤是否呈姜黄色。

2．甲状腺多数扪不到，少数可肿大明显、质硬。

3．是否脉搏缓慢、血压偏低、心界扩大、心音低钝。

4．是否有腹胀，移动性浊音是否为阳性，四肢是否出现非凹陷性水肿。

【辅助检查】

1．血红蛋白、血糖水平偏低，血清胆固醇、低密度脂蛋白水平可升高。

2．甲状腺 ^{131}I 摄取率降低。

3．血清 TT_4 和（或）FT_4 降低，早于 TT_3 和（或）FT_3。TSH 升高提示原发性甲减，TSH 降低提示下丘脑 - 垂体甲减；但继发性甲减 TSH 也可能正常或轻度升高。

4．促甲状腺素释放激素（TRH）兴奋实验 基础 TSH 水平低而 TRH 刺激后，血清 TSH 无反应者，提示垂体性甲减；延迟升高者，提示下丘脑性甲减。

5．甲状腺过氧化物酶抗体（TPO-Ab）、甲状腺球蛋白抗体（TgAb）明显增高者，多属自身免疫性甲状腺疾病所致的原发性甲减。

6．X 线胸片 注意心脏大小、外形，有无心包积液或胸腔积液。

7．超声心动图 为窦性心动过缓、低电压、T 波低平或倒置。

8．超声 有无胸腔、心包、腹腔积液。

【诊断与鉴别诊断】

（一）诊断

1．定性 据患者典型的临床表现及甲状腺功能的检查可做出诊断。

2．定位 根据 TSH 水平可基本分辨原发性甲减和继发性甲减。原发性甲减者 TSH 会升高，当 FT_4 低于正常时，TSH 大多高于 10 mIU/L；继发性甲减者 TSH 降低。但当 TSH 正常或轻度升高时，应怀疑中枢性甲减。需结合病史查体综合分析。

3．病因诊断 根据有无甲状腺手术，有无放射史、药物治疗史，TPOAb、TgAb 水平等指标判断。

（二）鉴别诊断

1．呆小病应与其他原因引起的侏儒症与发育不良鉴别。

2．黏液性水肿常需与贫血、肾病综合征、肾炎、特发性淋巴水肿及垂体前叶功能减退相鉴别。

3．伴蝶鞍增大、高催乳素血症的甲减，应排除垂体肿瘤。

4．具有甲状腺肿大的患者应与不伴有甲减的单纯性甲状腺肿、慢性甲状腺炎相鉴别。

5．确诊本病时还应排除非甲状腺疾病导致的甲状腺功能异常，即低 T_3 综合征和（或）低 T_4 综合征。

【治疗】

1．治疗目标 将血清 TSH 和甲状腺激素水平恢复到正常范围内，需要终身服药。

2．常用剂量 治疗的剂量取决于患者的病情、年龄、体重和个体差异。成年患者左甲状腺素（L-T_4）替代剂量为 50 ～ 200 μg/d，平均 125 μg/d。按照体重计算的剂量是 1.6 ～ 1.8 μg/（kg·d）；儿童需要较高的剂量，大约 2.0 μg/（kg·d）；老年人则需要较低的剂量，大约 1.0 μg/（kg·d）；妊娠时剂量需要增加 30% ～ 50%；甲状腺癌术后的患者需要剂量较大，约 2.2 μg/（kg·d）。

3．治疗中的注意事项　起始剂量和达到完全替代剂量的需要时间应根据年龄、体重和心脏状态确定。小于 50 岁、既往无心脏病史患者可以尽快达到完全替代剂量。50 岁以上的患者服用 L-T$_4$ 前要常规检查心脏状态。一般从 25 ～ 50 μg/d 开始，每 1 ～ 2 周增加 25 μg，直到达到治疗目标。患缺血性心脏病者起始剂量宜小，调整剂量宜慢，防止诱发和加重心脏病。

4．对症治疗　可补充铁剂、维生素、叶酸等以纠正贫血；胃酸缺乏者可给予稀盐酸合剂；合并心脏长大、心包积液、心衰者待替代疗法奏效后可明显好转；慎用麻醉镇静剂，以免诱发昏迷。

四、复习思考题

1．怎样鉴别原发性甲减和继发性甲减？
2．试述甲减的临床表现、诊断及如何对甲减患者进行替代治疗。

（王小洁　万　沁）

第六节　腺垂体功能减退症

实习地点：内分泌科病房与示教室

实习学时：1 学时

一、实习目的

掌握腺垂体功能减退症和垂体危象的临床表现、诊断和防治，熟悉腺垂体功能减退症的病因。

二、实习重点

1．腺垂体功能减退症的临床表现。
2．引起腺垂体功能减退症的主要病因。
3．替代疗法及如何抢救垂体危象。

三、实习内容

【定义】

腺垂体功能减退症指腺垂体激素分泌减少，可以是单种激素缺乏，也可以为多种垂体激素同时缺乏。

【询问病史】

1. 病前有无分娩时或分娩后大出血史，有无垂体手术、颅脑创伤、放射损伤史，有无颅内感染或炎症史，有无脑肿瘤及脑肿瘤相关的治疗史或转移瘤史。

2. 有无腺垂体功能减退的表现，如全身乏力、血压偏低、皮肤色素减退、贫血、食欲差，甚至恶心、呕吐、性欲减退、月经稀少或闭经、阴毛或腋毛脱落、生殖器及乳房萎缩、产后少乳或无乳，畏寒，皮肤干燥，注意力和记忆力差等表现。

3. 有无病情加重的表现，如高热或低体温，出现意识障碍、精神症状（如谵妄）、心悸、头痛、出汗、极度乏力、血压下降、休克甚至昏迷。

【体格检查】

1. 检查阴毛、腋毛、胡须生长情况，以及外生殖器和乳房情况。

2. 检查有无水肿、面色苍白，有无腱反射延迟，精神及意识状态如何。

3. 检查有无皮肤色素减退、脉搏细弱、低血压。

4. 检查有无视野缺损、视神经萎缩、视盘水肿。

【辅助检查】

1. 血促性腺激素 [促黄体激素（LH）、促卵泡素（FSH）]、性激素（睾酮、雌二醇）、促甲状腺激素（TSH）、甲状腺素（TT_3、TT_4、FT_3、FT_4）、促肾上腺皮质激素（ACTH）、皮质醇、催乳素（PRL）、生长激素（GH）等有不同程度降低。

2. 血钠、血氯水平降低，血钾水平正常或偏高，血糖水平偏低或明显降低，血红蛋白水平降低（轻度至中度贫血）。伴感染时白细胞计数升高，存在休克时血尿素氮水平升高。

3. CT、MRI 检查　可能发现病变。

【诊断与鉴别诊断】

（一）诊断

1. 定性　据患者典型的腺垂体功能减退的临床表现及血中激素水平测定可做出诊断。

2. 定位　根据垂体激素水平的升高或降低帮助定位。激素改变不典型者可做动态试验，如 ACTH 兴奋试验，TRH 兴奋试验，促性腺激素释放激素（GnRH）兴奋试验等。

3. 病因诊断　根据病史中有产后大出血史，或有垂体手术、放疗史等，结合影像学检查（如垂体薄层 CT 或 MRI）等可帮助诊断。

（二）鉴别诊断

1. 原发性甲状腺功能减退危象　可有水肿、皮肤干燥、低体温、贫血、意识障碍、低钠血症等表现，容易与低体温表现的腺垂体功能减退危象混淆，但前者血中 TSH 水平升高可资鉴别。

2. 原发性肾上腺皮质功能减退危象　此病虽然也可有高热、低血压、意识障碍、低钠血症，但色素沉着明显，易于鉴别。

3．严重感染　由感染诱发的腺垂体功能减退危象常使临床医生只注意了感染，而忽略患者存在腺垂体功能减退本身，严重感染也可出现高热、血压降低、意识障碍，因此容易漏诊或误诊。应注意其病史和体征上的特点。对于感染本身不太重，而出现不好解释的休克或意识障碍者，尤其应该考虑有无本症的存在。

4．低血糖症　以低血糖为主要表现的腺垂体功能减退危象应根据病史和体征特点与由于严重肝疾病、胰岛 β 细胞瘤、长期营养不良、神经性厌食等引起的低血糖相鉴别。

【治疗】

腺垂体功能减退症的治疗包括病因治疗和激素替代治疗。重点是激素替代治疗的顺序：应先用糖皮质激素，再用甲状腺激素，否则易诱发肾上腺危象。

1．肾上腺皮质激素替代治疗　肾上腺糖皮质激素的替代剂量需要依据临床情况而定，一般为氢化可的松最大剂量不超过 30 mg/d（上午 20 mg、中午 5 mg、晚上 5 mg）或泼尼松不超过 7.5 mg/d（清晨 5 mg 及午后 2.5 mg）。在皮质激素替代治疗过程中，要定期随访评估激素分泌功能，调整激素替代的剂量；并且要定期观测患者的体重指数，血压、血糖、血脂水平等。

2．甲状腺激素替代治疗　可用 L-T_4 50 μg/d 开始，在 1～2 周内逐渐加量至 100～200 μg/d（维持剂量）；或干甲状腺片 20 mg/d 开始，逐渐加量至 60～180 mg/d 维持。目标是使 FT_4 或 TT_4 达到正常水平。需注意对于促甲状腺激素缺乏的甲状腺功能减退患者，血清 TSH 测定无助于甲状腺激素替代治疗的监测。

3．性激素替代治疗　人工月经周期：用己烯雌酚或炔雌醇或结合雌激素及甲地孕酮或孕酮，月经恢复性欲差者可加用小剂量男性激素。男性可用庚酸睾酮或甲基酮或丙酸睾酮等替代治疗。

4．腺垂体功能危象的处理　①纠正低血糖：立即以 50% 葡萄糖溶液 40～80 ml 静脉注射，继而以 5% 葡萄糖氯化钠溶液持续静脉滴注，纠正低血糖的同时纠正失水。②大剂量肾上腺皮质激素应用：补液中加入氢化可的松，200～300 mg/d，分次应用；或地塞米松 5～10 mg/d，分次应用。③纠正水和电解质紊乱：给予 5% 葡萄糖氯化钠溶液静脉输注，血钠严重降低的患者，需要给予高浓度的氯化钠溶液；记录患者出入量，避免输液过量。④纠正休克：腺垂体功能减退危象时低血压、休克很常见，血容量不足、低血糖等是重要原因。经过以上治疗，多数患者血压逐渐回升、休克纠正而不需要用升压药。一些严重患者、经上述治疗后血压恢复不满意者，仍需要使用升压药和综合抗休克治疗。⑤其他：去除诱因，感染是最常见、最重要的诱因，需要根据患者的情况选择抗生素抗感染治疗；低体温者需要用热水袋、电热毯等将患者体温回升至 35℃ 以上，并在使用肾上腺皮质激素后开始用小剂量甲状腺素治疗；高热者需要物理和化学降温；慎用镇静药。

四、复习思考题

1．腺垂体功能减退症的诊断思路是什么？

2．腺垂体功能危象的处理原则是什么？

（李　华　万　沁）

第七节　皮质醇增多症

实习地点：内分泌科病房

实习学时：3 学时

一、实习目的

1．掌握皮质醇增多症（库欣综合征）的主要临床表现。
2．熟悉主要诊断方法，各种实验室检查的正常值、临床意义、影响因素。
3．熟悉不同病因的皮质醇增多症的治疗方法。

二、实习重点

本病的主要临床表现、治疗方法和鉴别诊断。

三、实习内容

【定义】
皮质醇增多症为各种病因造成肾上腺分泌过多糖皮质激素（主要是皮质醇）所致病症的总称，其中最多见者为垂体促肾上腺皮质激素（ACTH）分泌亢进所引起的临床类型，称为库欣病（Cushing disease）。

【询问病史】
1．临床有无服用糖皮质激素史，服用的剂量和疗程。
2．有无肥胖，体态有无变化。
3．病后有无精神、情绪变化及高血压的症状，如情绪不稳定、烦躁、失眠多梦、头晕、头痛，性格有无改变（如抑郁、少言）等。
4．有无性功能障碍，如女性月经减少、不规则或停经，男性性欲减退、阳痿等。
5．面色是否红润；皮肤有无痤疮、紫纹、色素改变，以及其分布和形态。
6．毛发有无异常，女性有无小胡须。
7．病程久者，有无乏力、心脏不适、气短，腰背痛，身体变矮、驼背等。
8．是否有对感染抵抗力减弱，如蜂窝织炎、菌血症、感染中毒症状。

【体格检查】
1．注意患者有无向心性肥胖，如满月脸、水牛背、多质血症、痤疮。
2．皮肤是否菲薄；下腹部、臀部、大腿内侧和外侧、腘窝、上胸近腋窝部、女性乳房下部或外上部等处能否见皮肤紫纹，是否粗大而呈棱形，是否呈对称分布。

3．是否有头发稀疏，发际线低下，眉毛浓密，阴毛、腋毛、汗毛粗长；女性阴毛呈男性分布，阴蒂肥大。

4．有无高血压、心脏扩大、双下肢水肿。

5．有无体癣或甲癣、皮肤疖。

6．有无脊柱弯曲、椎体压痛或病理性骨折。

7．检查全身肌肉及神经系统，有无肌无力、下蹲后起立困难。

【辅助检查】

（一）一般实验室检查

1．血红细胞趋于增多，血红蛋白水平升高，白细胞计数正常或稍高。

2．空腹血糖水平正常或偏高，糖耐量正常或减低、血钠水平正常或稍高。约 1/3 的病例血钾、血氯水平偏低，呈低钾低氯性碱中毒。

3．X 线片或骨密度测量提示骨质疏松，重者可有病理性骨折。

（二）肾上腺皮质功能测定

1．尿游离皮质醇升高，多大于 304 nmol/24 h。

2．24 小时尿 17- 羟皮质醇（17-OH）升高。

3．血浆皮质醇水平升高，昼夜节律消失。午夜血皮质醇水平升高意义较大。

4．地塞米松抑制试验　本病患者血、尿皮质醇水平升高不被小剂量地塞米松抑制。大剂量地塞米松抑制试验因病因不同，血、尿皮质醇水平可被抑制或不被抑制。欣库病多能抑制，肾上腺皮质腺瘤、肾上腺皮质癌、异位促肾上腺皮质激素综合征不能抑制。

（三）定位检查

垂体 MRI 检查、肾上腺 CT 或放射性同位素扫描检查。

【诊断与鉴别诊断】

（一）诊断

少数典型者可根据症状和体征做出初步诊断，诊断明确后分为 ACTH 依赖性皮质醇增多症与非 ACTH 依赖性皮质醇增多症。

1．ACTH 依赖性皮质醇增多症　ACTH 高，包括库欣病（垂体 MRI 发现微腺瘤）、异位促肾上腺皮质激素增多症综合征（为其他部位病变导致，以肺部多见）。

2．非 ACTH 依赖性皮质醇增多症　ACTH 低，垂体无瘤样病变，主要病变在肾上腺。包括肾上腺皮质腺瘤，肾上腺皮质癌、非 ACTH 依赖性肾上腺小结节性增生、非 ACTH 依赖性肾上腺大结节增生。

（二）鉴别诊断

不典型者需做实验室检查，需与下列疾病鉴别：

1．单纯性肥胖　部分肥胖者有高血压、紫纹、月经少或闭经、多毛、尿 17-OH 增高，酷似本症，可借助小剂量地塞米松抑制试验或血浆皮质醇昼夜节律变化区别。

2．青少年肥胖伴紫纹　其紫纹呈淡红色、数目多、细小、分布广，少数人有轻度满月脸、多毛、驼背等，青少年生长发育快、体重超重，实验室检查正常。

3．肥胖生殖无能综合征、额骨内板增生症、双侧多囊卵巢综合征　上述各病均有其相应的临床表现，尿游离皮质醇水平正常，血浆皮质醇昼夜节律存在，且可被小剂量地塞米松抑制试验抑制。

4. 长期酗酒、抑郁障碍　可有血、尿皮质醇升高，不能被小剂量地塞米松抑制。酗酒者在戒酒 1 周后生化异常即消失，抑郁障碍患者无皮质醇增多症临床表现。

【治疗】

1. 手术治疗　库欣病首选治疗为经蝶窦切除垂体微腺瘤，垂体大腺瘤需做开颅手术。肾上腺腺瘤手术切除可根治，肾上腺腺癌应尽早手术治疗。

2. 放射治疗。

3. 药物治疗　阻断肾上腺激素合成药物有米托坦、酮康唑等。

皮质醇增多症治疗的目的是去除引起本症的病因，从而纠正皮质醇增多的状态，且尽量不损害垂体及肾上腺的功能。

四、复习思考题

试述库欣综合征的临床表现与鉴别诊断、治疗原则。

（杨　军）

第八节　原发性慢性肾上腺皮质功能减退症

实习地点：内分泌科病房与示教室

实习学时：1 ～ 2 学时

一、实习目的

1. 掌握原发性慢性肾上腺皮质功能减退症（Addison 病、艾迪生病）的主要病因、临床表现、主要诊断方法和治疗方法。

2. 熟悉 Addison 病的病理生理，肾上腺危象的诊断和抢救措施。

二、实习重点

1. Addison 病的临床表现。

2. Addison 病的主要诊断方法和治疗方法。

3. 肾上腺危象的诊治。

三、实习内容

【定义】

原发性慢性肾上腺皮质功能减退症（chronic adrenocortical hypofunction），又称 Addison 病，是由于双侧肾上腺的绝大部分损毁所致。

【询问病史】

1．有无皮肤、黏膜色素沉着，时间多久、变化情况如何、如何分布。

2．有无皮质醇缺乏症状

（1）神经系统、精神系统：乏力、淡漠、疲劳、嗜睡、精神失常。

（2）消化系统：食欲减退、嗜碱食、消化不良，恶心、呕吐、腹泻提示病情加重。

（3）心血管系统：头晕、心悸、眼花、直立性眩晕。

（4）代谢与内分泌系统：低血糖、低血钠症状。

（5）生殖系统：女性阴毛、腋毛脱落，月经失调或闭经；男性性功能减退。

（6）对外伤、感染等各种应激的抵抗力减弱。

3．醛固酮缺乏症状　头晕、全身乏力、低血压。

4．常见病因为结核。病灶活跃者，常有潮热、盗汗、虚弱、消瘦，或伴咳嗽、胸痛。询问患者有无真菌、病毒感染病史，有无恶性肿瘤、肾上腺手术或放射治疗史。

5．有无其他器官特异性自身免疫病并存，如有无甲状腺功能减退症、桥本甲状腺炎、甲状腺功能亢进症、1 型糖尿病或甲状旁腺功能减退症、卵巢功能早衰、皮肤白念珠菌病的相应临床表现。

6．注意有无肾上腺危象　肾上腺危象为 Addison 病急重症，常在感染、创伤、手术、劳累、呕吐、腹泻或中断肾上腺皮质激素治疗等应激情况下发生。注意患者有无恶心、呕吐、腹泻、腹痛，脱水、血压下降、心率快，精神失常，高热，低血糖，低血钠，昏迷、休克。

【体格检查】

1．最具特征性的患者全身皮肤、黏膜色素加深，暴露处、摩擦处、乳晕、瘢痕、关节伸屈面、掌纹、腋窝、会阴部、外生殖器、肛门、口唇、齿龈、舌、颊黏膜等处尤为明显，颜色为焦煤、棕黄、棕黑或褐色。

2．有无嗜睡、意识模糊、精神失常、消瘦、虚弱、乏力。

3．有无血压降低、心界缩小、心音低钝。

4．有无阴毛、腋毛稀疏。

5．有无肺内或肺外结核病的体征。

6．有无腹部压痛、脱水、血压下降、心率快、高热、精神失常、意识障碍（包括昏迷）、休克等肾上腺危象体征。

【辅助检查】

1．血生化　可有低血钠、高血钾。脱水明显时有氮质血症，可有空腹低血糖、糖耐量曲线低平。

2．血常规检查　常有正色素正细胞性贫血，少数合并恶性贫血。白细胞分类示中性粒细胞减少，嗜酸性粒细胞明显增多。

3．影像学检查　可示心脏缩小，呈垂直位。结核病患者肾上腺区薄层 CT 检查可示肾上腺增大及钙化阴影，有其他感染、出血、转移病灶也示肾上腺增大。结核病患者还可以检查肺部有无结核病变。

4．血皮质醇、24 小时尿皮质醇、24 小时尿 17-OH 常降低，但也可接近正常。

5．ACTH 兴奋试验　探查肾上腺皮质储备功能，具诊断价值：原发性慢性肾上腺皮质功能减退症者血、尿皮质醇和尿 17- 皮质类固醇（17-OHCS）、17- 酮类固醇（17-KS）不升高，继发性慢性肾上腺皮质功能减退症者呈延迟反应。

6．血浆基础 ACTH 测定　原发性慢性肾上腺皮质功能减退症者明显升高，继发性慢性肾上腺皮质功能减退症者降低。

【诊断与鉴别诊断】

（一）诊断

对于有乏力，食欲减退，体重减轻，血压降低，皮肤、黏膜色素沉着者，需考虑慢性肾上腺皮质功能减退症。

所患基础疾病不太严重而出现严重循环衰竭、脱水、不明原因低血糖、难以解释的呕吐，体检发现色素沉着、体毛减少、生殖器发育差、白斑病需考虑肾上腺危象的诊断。

（二）鉴别诊断

应当与继发性肾上腺皮质功能减退症鉴别，需与一些慢性消耗性疾病相鉴别，与黄褐斑、瑞尔黑变病、血色病、慢性砷中毒、黑色素斑 - 胃肠多发性息肉等的色素沉着鉴别。最具诊断价值的辅助检查为 ACTH 兴奋试验。

【治疗】

1．激素治疗　强调终身使用肾上腺皮质激素。糖皮质激素替代治疗为氢化可的松 20 ～ 30 mg/d，可的松 25 ～ 37.5 mg/d 或泼尼松 5 ～ 7.5 mg/d。上午 8 时前服用 2/3，下午 4 时前服用 1/3。有应激情况时适当加量。食盐及盐皮质激素治疗为食盐 8 ～ 10 g/d 以上，大部分患者服用氢化可的松和充分摄盐即可。若仍有头晕、全身乏力、低血压，则加氟氢可的松 0.05 ～ 0.1 mg，上午 8 时口服一次；或去氧皮质醇油剂 1 ～ 2 mg，肌内注射，一日一次；甘草硫浸膏 3 ～ 5 ml，一日三次。

2．病因治疗　如有活动性结核者，应积极抗结核治疗。病因为自身免疫病者，则应检查是否有其他腺体功能减退，做相应治疗。

3．肾上腺危象治疗　为急症，应积极抢救。

（1）补液：典型肾上腺危象患者液体损失约达细胞外液的 1/5，第 1、2 日补液 2000 ～ 3000 ml，血糖、血钠低者，补充葡萄糖氯化钠溶液。

（2）糖皮质激素：立即静注氢化可的松 100 mg，以后每 6 小时静脉滴注（静滴）100 mg，第 2、3 天减至 300 mg/d，分次静滴。根据病情，逐渐减量，可进食后改为口服。

（3）积极治疗感染及其他诱因。

4．外科手术或其他应激情况时氢化可的松可适当加量，之后按情况递减。

四、复习思考题

1．如何诊断和治疗慢性肾上腺皮质功能减退症？
2．试述肾上腺危象的诊断和抢救措施？

（杨　军）

第九节　尿崩症

实习地点：内分泌科病房与示教室

实习学时：1学时

一、实习目的

1．掌握尿崩症的主要病因、发病机制、临床表现和治疗方法。
2．熟悉尿崩症的实验室检查方法及其结果分析、鉴别诊断。

二、实习重点

1．本病的主要病因、发病机制、临床表现和治疗方法。

三、实习内容

【定义】
尿崩症是指抗利尿激素严重缺乏或部分缺乏，或肾对抗利尿激素不敏感，导致肾小管重吸收水的功能障碍，从而引起多尿、烦渴、多饮与低比重尿和低渗尿为特征的一组综合征。

【询问病史】
1．是否有垂体部位肿瘤、手术、外伤、炎症、结核、白斑病、肉芽肿病变、血管病变等病史。
2．是否有家族史，是否同时患有糖尿病、耳聋、视神经萎缩。
3．有无多尿、夜尿增多、烦渴、多饮（喜冷水），限制饮水后尿量仍多，尿色淡如清水；有无心悸、乏力、便秘、头痛、焦虑、失眠、烦躁、记忆力减退、视力减退、消瘦。

【体检检查】

检查有无皮肤、唇、舌干燥，汗液、唾液减少，食欲缺乏、便秘、体重减轻、头痛、乏力、肌肉酸痛等慢性脱水症状。继发性尿崩症除上述表现外，还有原发病的症状与体征。

【实验室检查】

1．尿常规　完全性尿崩症24小时尿量多达4～10 L，一般不超过18 L。尿比重低于1.005，尿渗透压常为50～200 mOsm/(kg·H_2O)，尿色淡如清水。部分性尿崩症患者24小时尿量2.5～5 L。如限制饮水，尿比重可超过1.010。尿渗透压可超过血浆渗透压，可达290～600 mOsm/(kg·H_2O)。

2．血糖水平正常，肾功能检查正常，血浆渗透压正常或轻度升高，尿渗透压降低。

3．禁水试验　完全性尿崩症患者禁水以后，尿量无明显减少，比重一般不超过1.010，尿渗透压仍低，不超过血浆渗透压。

4．禁水合并加压素试验　禁水一定时间，当尿浓缩至最大渗透压而不能再上升时（高峰平顶）时，注射加压素。禁水时间视患者多尿程度而定，一般从夜间开始（重症患者也可白天进行）。禁水6～16小时，记录禁水期间每1～2小时血压、体重、尿量、尿渗透压等，当尿渗透压达到高峰平顶 [连续两次尿渗透压差＜30 mOsm/(kg·H_2O)] 时，抽血测血浆渗透压，然后立即皮下注射加压素5 U，注射后1小时和2小时测尿渗透压。正常成人禁水后尿量明显减少，尿渗透压超过800 mOsm/(kg·H_2O)。尿崩症患者禁水后尿量仍多，尿渗透压常不超过血浆渗透压。注射加压素后，正常人的尿量、尿比重及尿渗透压无明显变化（升高＜5%）；完全性中枢性尿崩症患者，尿量减少，尿比重及尿渗透压上升＞50%；部分性中枢性尿崩症患者，尿量减少，尿比重及尿渗透压上升9%～50%。肾性尿崩症患者，尿量、尿比重及尿渗透压无明显变化。该试验须在严密观察下进行，以免在禁水过程中出现严重脱水。如患者禁水过程中发生严重脱水（体重下降超过3%或低血压），应停止禁水试验，让患者饮水。

5．血浆精氨酸升压素（AVP）测定（放射免疫法）　本病患者血浆AVP低于正常水平，禁水后也不增加或增加不多。

6．中枢性尿崩症的病因诊断　确定尿崩症之后，必须尽可能明确病因。进行视野、眼底检查、蝶鞍MRI等以明确有无垂体或附近的肿瘤。

【诊断与鉴别诊断】

（一）诊断

根据症状，如烦渴、多饮、多尿、尿量增多及尿比重升高、血浆渗透压正常或轻度升高、尿渗透压降低等，再结合禁水合并加压素试验阳性，可以诊断尿崩症。

1．尿量多　一般4～10 L。

2．低渗尿　尿渗透压小于血浆渗透压，一般低于200 mOsm/(kg·H_2O)；尿比重多低于1.005。

3．禁水试验不能使尿渗透压和尿比重量增加；而注射加压素后尿量减少，尿比重增加，尿渗透压增加9%以上。

4．加压素或去氨加压素治疗有明显效果。

（二）鉴别诊断

应与精神性烦渴、肾性尿崩症、妊娠性尿崩症、慢性肾病、糖尿病、高钙血症、低钾血症等鉴别。

【治疗】

1．激素替代疗法

（1）去氨加压素：为人工合成的加压素类似物，口服醋酸去氨加压素片（弥凝片）或鼻腔喷雾吸入，另有皮下注射剂型。此药抗利尿作用强，而无加压作用，副作用少，为目前治疗尿崩症的首选药物。用药必须个体化，严防水中毒。

（2）鞣酸加压素注射液（长效尿崩停）（60 U/ml）：肌内注射，开始时 0.1 ~ 0.2 ml，以后根据尿量逐步增加。

（3）垂体后叶素水剂：5 ~ 10 U，皮下注射，每 3 ~ 6 小时一次。长期应用不方便，主要用于脑外伤或手术时出现的尿崩症。

2．其他抗利尿药物

（1）氢氯噻嗪：25 mg，每日两次或每日三次，适当补充钾盐。

（2）氯磺丙脲：最大剂量 0.2 g，每日一次，注意严重低血糖、水中毒。

3．病因治疗。

四、复习思考题

1．试述尿崩症的诊断和鉴别诊断。

2．如何进行禁水合并加压素试验？

（李　华　万　沁）

第十节　骨质疏松

实习地点：内分泌科病房与示教室

实习学时：2 学时

一、实习目的

1．熟悉骨质疏松的病因、发病机制。

2．掌握骨质疏松的分类、临床表现、诊断和治疗。

二、实习重点

1．掌握骨质疏松的分类、临床表现。
2．掌握骨质疏松的诊断标准及防治原则。

三、实习内容

【定义】

骨质疏松（osteoporosis）是一种以骨量降低和骨组织微结构破坏为特征，导致骨脆性增加和易于骨折的代谢性骨病。按病因可分为原发性和继发性两类。

【询问病史】

1．患者的年龄、性别。女性是否绝经和绝经年龄，是否在使用雌激素替代治疗。

2．是否有骨质疏松、脆性骨折家族史，特别是母系家族史。

3．有无酗酒、吸烟、不良饮食习惯，是否运动过少或长期卧床。

4．是否服用钙剂或维生素 D 制剂。

5．平时有无腰背疼痛、乏力或全身骨痛情况，疼痛的性质、部位、加重或缓解因素，有无肢体活动受限、骨骼畸形、身材缩短，身高发育是否受影响。有无脆性骨折史，如有做过哪些治疗、疗效如何。

6．注意并发症的情况，脊椎畸形及骨骼畸形者是否伴有胸闷、气短、呼吸困难等表现。

7．有无影响骨代谢的疾病史、药物或治疗史，如甲亢、甲状旁腺功能亢进症（甲旁亢）、库欣综合征、糖尿病，长期服用糖皮质激素、卵巢切除史等。

【体格检查】

1．测量身高、体重，并计算体重指数，评估发育情况。

2．注意可能存在骨质疏松的体征，如脊椎畸形及骨骼畸形。确定疼痛部位、有无明显压痛点及功能障碍。

3．继发性骨质疏松的相关体征。

【辅助检查】

1．骨密度测定　双能 X 射线吸收法（DXA）是目前国际学术界公认的骨密度检查方法，其测定值作为骨质疏松症的诊断标准。

2．普通 X 线检查　只有在骨量丢失 30% 以上才能检测出，对骨质疏松的早期诊断无帮助；但对确定骨折具有诊断价值，通常行胸、腰椎正侧位 X 线检查或其他怀疑骨折部位的 X 线检查。

3．实验室检查　血、尿常规，肝肾功能，血甲状旁腺激素（PTH）、血电解质（包括钙、磷）、血 $1,25(OH)_2D_3$ 水平，尿钙水平的测定可以鉴别原发性和继发性骨质疏松。原发性骨质疏松患者血钙、血磷水平正常。

4．有条件的医院可选择做骨转换生化标志物，如骨形成指标，包括血清骨源性碱性磷酸酶、骨钙素（OC）、1 型前胶原羧基端前肽（PICP）；骨吸收指标（空腹 2 小时的尿钙 / 尿肌酐比值）等。

【诊断与鉴别诊断】

（一）诊断

诊断的通用指标是发生了脆性骨折和（或）骨密度低下，目前缺乏直接测定骨强度的临床手段。

1. 诊断线索　非外伤或轻微外伤发生的骨折，发生了脆性骨折即可诊断。

2. 诊断标准（基于 DXA 测定）　骨密度值低于同性别、同种族正常成年人骨峰值不足 1 个标准差属正常，降低 1 ~ 2.5 个标准差为骨量低下（骨量减少），降低程度等于或大于 2.5 个标准差为骨质疏松。符合骨质疏松诊断标准同时伴有一处或多处骨折时为严重骨质疏松。

骨密度通常用 T-Score（T 值）表示，T 值 =（测定值 － 骨峰值）/ 正常成人骨密度标准差。

T 值用于表示绝经后妇女和 50 岁以上的男性的骨密度水平。对于儿童、绝经前妇女和 50 岁以下的男性，其骨密度水平建议用 Z 值表示。Z 值 =（测定值 － 同龄人骨密度均值）/ 同龄人骨密度标准差。

（二）鉴别诊断

1. 影响骨代谢的内分泌疾病　如性腺、甲状腺、甲状旁腺疾病，以及库欣综合征等。

2. 风湿免疫性疾病　系统性红斑狼疮、类风湿关节炎、皮肌炎等。

3. 影响钙和维生素 D 吸收和调节的消化道和肾疾病如结肠炎、慢性肾衰竭。

4. 血液系统疾病和肿瘤　注意排除肿瘤导致的骨痛和骨质疏松。

【治疗】

1. 调整生活方式　富含钙、低钠和足够蛋白质的均衡饮食，戒烟忌酒，避免使用致骨质疏松药物，加强运动，纠正不良生活习惯。

2. 补充钙剂和维生素 D　成人每日钙摄入量 800 ~ 1200 mg，同时补充维生素 D 400 ~ 600 IU/d。活性维生素 D（阿法骨化醇、骨化三醇）更适合肝肾功能不全患者。定期监测血钙和尿钙，酌情调整剂量。

3. 抗骨质疏松药物　①双磷酸盐类药物：抑制骨吸收，包括阿仑膦酸钠、利塞膦酸钠、唑来膦酸（静脉给药的双磷酸盐制剂）。②降钙素类：抑制骨吸收，有鲑鱼降钙素和鳗鱼降钙素。③性激素补充治疗：雌激素类用于确认有雌激素缺乏证据的患者，注意副作用及方案、疗程的选择；雄激素用于男性骨质疏松。④选择性雌激素受体调节剂。⑤甲状旁腺激素（PTH）：促进骨形成。

4. 对症止痛，矫正畸形，治疗骨折，康复治疗。

5. 加强宣教，预防骨质疏松。

四、复习思考题

1. 试述骨质疏松的临床表现及诊断标准。

2. 试述骨质疏松的治疗方法。

（马红艳　白　雪）

第七章 风湿性疾病

第一节 风湿性疾病总论

实习地点：风湿免疫科病房

实习学时：1 学时

一、实习目的

1. 掌握风湿性疾病的定义、临床表现。
2. 熟悉风湿性疾病的范畴、实验室检查和治疗。
3. 了解风湿性疾病的病理、病因及发病机制。

二、实习重点

1. 风湿性疾病的定义、临床表现、特点。
2. 风湿性疾病的范畴、实验室检查和治疗。

三、实习内容

【定义】

风湿性疾病是一组累及骨与关节及周围软组织（如肌肉、肌腱、滑膜、滑囊、韧带和软骨等）及其他相关组织的慢性病。

【范畴和分类】

风湿性疾病的病因和发病机制复杂多样，大部分疾病的确切病因尚未明确，目前临床较为常用的分类方法仍然是 1983 年美国风湿病协会（American Rheumatology Association，ARA）所制定的分类方法，其将风湿性疾病分为十大类：

1. 弥漫性结缔组织病。它是以疏松结缔组织黏液样水肿及纤维蛋白样变性为病理基础的一组疾病，包括系统性红斑狼疮、（系统性）硬化、多肌炎／皮肌炎等（表7-1）。

2. 脊柱关节炎。

3. 退行性变。

4. 与遗传、代谢和内分泌疾病相关的风湿病。

5. 与感染相关的风湿病。

6. 与肿瘤相关的风湿病。

7. 累及神经血管的风湿病。

8. 骨与软骨病变。

9. 非关节性风湿病。

10. 其他有关节症状的疾病。

【临床表现】

常见风湿性疾病，关节病变特点见表7-2。

表7-1 常见弥漫性结缔组织病的临床症状及体征

疾病名称	临床表现及体征
系统性红斑狼疮	颧部蝶形红斑、环形红斑、盘状红斑，脱发，口腔溃疡，关节肿痛等
继发性干燥综合征	口干、眼干、腮腺肿大、猖獗龋等
多发性肌炎／皮肌炎	四肢近端肌痛及肌无力、吞咽困难、上睑紫红色水肿性红斑等
系统性硬化	雷诺现象、肢端缺血性溃疡、硬指、皮肤肿大和变硬、吞咽困难等
肉芽肿性多血管炎	咯血、劳力性呼吸困难、少尿、手足麻木、可触性紫癜等
大动脉炎	发热，盗汗，无脉，颈部、腹部血管杂音，高血压等
白塞病	口腔溃疡、外阴溃疡、毛囊炎、结节红斑、关节肿痛等症状，有针刺反应皮肤非特异性过敏反应

表7-2 常见风湿性疾病的关节病变特点

	类风湿关节炎	强直性脊柱炎	骨关节炎	痛风性关节炎	系统性红斑狼疮
起病方式	缓	缓	缓	急骤	不确定
常见首发部位	PIP、MCP、腕	膝、髋、踝	膝、腰、DIP	MTP1	手关节或其他部位
疼痛特点	持续、休息后加重	休息后加重，活动后减轻	活动后加重	剧烈、夜间重	不固定
肿胀特点	软组织为主	软组织为主	骨性肥大	红、肿、热	软组织为主
关节变形	常见	中轴关节常见	可见	少见	多无
受累关节分布	对称性多关节炎	不对称、累及下肢大关节	少关节炎	负重关节明显	反复发作
脊柱炎和（或）骶髂关节疾病	偶有	必有，功能受损	腰椎增生，唇样变	无	无

注：PIP，近端指间关节；MCP，掌指关节；DIP，远端指间关节；MTP1，第一跖趾关节。

【实验室检查】

1．常规检查　血常规、肝肾功能、尿常规、便常规的检查是必不可少的，如血细胞的减少、蛋白尿等都有可能与风湿病相关。红细胞沉降率、C反应蛋白水平、补体水平的检查对于诊断及判断疾病活动多有帮助，如类风湿关节炎（RA）、血管炎活动伴有炎症指标的升高，系统性红斑狼疮（SLE）的活动常伴有补体C3、C4的下降。

2．特异性检查

（1）自身抗体谱：患者血清中出现自身抗体是风湿性疾病的一大特点，即体内产生了针对自身组织、器官、细胞及细胞成分的抗体。自身抗体的检测对风湿性疾病的诊断和鉴别诊断有极大帮助：

1）抗核抗体（anti-nuclear antibodies，ANAs）：其靶抗原是核酸、组蛋白、非组蛋白及各种蛋白酶等多种物质，除细胞核外，也在细胞质及细胞器中存在。ANA阳性应警惕结缔组织病的可能，但正常的老年人或其他疾病（如肿瘤）患者，血清中也可能存在低滴度的ANA。

2）类风湿因子（rheumatoid factor，RF）：RF阳性不仅可见于RA、进行性系统性硬化病（pSS）、SLE、系统性硬化（SSc）等多种结缔组织病，亦见于感染性疾病、肿瘤等其他疾病以及约5%的正常人群。

3）抗中性粒细胞胞质抗体（antineutrophil cytoplasmic antibody，ANCA）：该抗体对血管炎的诊断有帮助。

4）抗磷脂抗体（antiphospholipid antibodies，APLs）：目前临床常检测抗心磷脂抗体、狼疮抗凝物、抗β_2糖蛋白Ⅰ（抗β_2-GPⅠ）抗体。这些抗体常见于抗磷脂综合征、SLE等结缔组织病及非结缔组织病，主要引起凝血系统改变，临床上表现为血栓形成、血小板减少和习惯性流产等。

5）抗角蛋白抗体谱：该组抗体对RA特异性较高，有助于RA的早期诊断。

（2）人类白细胞抗原（HLA）检测：HLA-B27与有中轴型脊柱关节病密切关联。

（3）关节液检查：可通过关节腔穿刺获取关节液，关节液白细胞计数有助于鉴别炎症性关节炎、非炎症性关节炎和化脓性关节炎。

（4）活组织病理检查：所见病理改变对诊断有决定性意义，并有指导治疗的作用。如肾活检对狼疮肾炎的病理分型、滑膜活检对于关节炎病因的判断均有重要意义。

3．影像学检查　影像学是重要的辅助检测手段。它一方面有助于各种关节、脊柱受累疾病的诊断、鉴别诊断，疾病分期、药物疗效的判断等；另一方面可用于评估肌肉、骨骼系统以外脏器的受累情况。

【治疗】

1．非甾体抗炎药（non-steroidal anti-inflammatory drug，NSAIDs）　该类药物共同的作用机制是通过抑制环氧化酶（COX），从而抑制花生四烯酸转化为前列腺素，起到抗炎、解热、镇痛的效果。

2．糖皮质激素（glucocorticoid，GC）　该类药物具有强大的抗炎和免疫抑制作用，因此被广泛用于治疗风湿性疾病，为治疗多种结缔组织病的一线药物。

3．减轻症状的抗风湿药（disease modifying antirheumatic drugs，DMARDs）　该组药物

的共同特点是具有改善症状、延缓进展的作用，可以防止和延缓特别是 RA 的关节骨结构破坏。DMARDs 包括柳氮磺吡啶、硫唑嘌呤、甲氨蝶呤、来氟米特、环磷酰胺等。

4．生物制剂　　通过基因工程制造的单克隆抗体或细胞因子受体融合蛋白称为生物制剂，这类药物是利用抗体的靶向性，通过特异性地阻断疾病发病过程的某个重要环节而发挥作用，目前应用于 RA、SLE、脊柱关节炎等的治疗。

5．辅助性治疗　　静脉输注免疫球蛋白、血浆置换、免疫吸附等有一定疗效，作为上述治疗的辅助治疗，可用于一些风湿病患者。

四、复习思考题

1．什么是风湿性疾病？
2．试述风湿性疾病的范畴和分类。
3．常见的风湿性疾病有哪些典型临床症状及体征？

（陶　蓓　何成松）

第二节　类风湿关节炎

实习地点：内科病房

实习学时：3 学时

一、实习目的

1．掌握类风湿关节炎（RA）临床表现、诊断、鉴别诊断和治疗原则。
2．了解 RA 的发病因素和发病机制。

二、实习重点

1．RA 的诊断和鉴别诊断。
2．RA 的治疗原则。

三、实习内容

【定义】

类风湿关节炎（rheumatoid arthritis，RA）是以侵蚀性、对称性多关节炎为主要临床表现的慢性、全身性自身免疫性疾病。发病机制不明。基本病理改变为滑膜炎、血管翳形成，并逐渐出现关节软骨和骨破坏，最终可能导致关节畸形和功能丧失。

【询问病史】

1．一般症状　起病多缓慢而隐匿，可先有数周低热、乏力、全身不适、体重下降等。

2．关节症状　晨僵，持续超过 1 小时意义较大；除关节疼痛外，还会出现关节肿胀、压痛；主要累及外周小关节，尤其是腕关节、掌指关节、近端指间关节、跗跖关节、膝关节、踝关节、肘关节等，常为左右对称的、持续的、时轻时重的关节肿痛，伴有活动障碍，晚期多有关节畸形及功能障碍。特殊关节累及还包括颈椎关节、肩关节、髋关节、颞颌关节。

3．关节外症状　可出现类风湿结节、血管炎、心包炎、周围神经病变、肺间质纤维化、卡普兰（Caplan）综合征、继发性干燥综合征、费尔蒂（Felty）综合征等相关症状。

【体格检查】

1．关节有无肿胀、压痛、畸形（尺侧偏斜、屈曲畸形、天鹅颈畸形），以及关节受累数量和部位，关节周围肌肉、肌腱有无挛缩。

2．有无类风湿结节及其所在部位、数目、大小、软硬、有无压痛、活动等，是否呈对称分布。

3．皮肤、指甲下或指端有无小血管炎或缺血性坏死，有无猖獗龋。

4．四肢有无感觉异常和肌力有无异常，腱反射是否亢进。

【辅助检查】

1．常规实验室检查　特别是红细胞沉降率、C 反应蛋白、类风湿因子、抗瓜氨酸化蛋白抗体 [如环瓜氨酸肽（CCP）、突变型瓜氨酸波形蛋白（MCV）、抗角蛋白抗体（AKA）等]、抗核抗体。

2．关节囊滑液检查。

3．关节影像学检查（X 线、MRI、超声）。

4．关节镜及针刺活检。

【诊断与鉴别诊断】

（一）诊断

主要根据外周多个小关节发生左右对称性慢性关节炎，并结合实验室类风湿因子、抗环瓜氨酸肽抗体检查，同时排除其他弥漫性结缔组织病、手骨关节炎、慢性痛风性关节炎等疾病后，可考虑诊断。1987 年的 ACR 类风湿关节炎分类标准对早期类风湿关节炎诊断敏感性差；2010 年的 ACR/EULAR 类风湿分类标准敏感性较高，更有利于类风湿关节炎早期诊断治疗。

（二）鉴别诊断

1．手骨关节炎　常见于农村妇女和家庭妇女，主要影响远端指间关节，可见赫伯登

（Heberden）结节和布夏尔（Bouchard）结节，类风湿因子和抗 CCP 抗体呈阴性。

2．慢性痛风性关节炎　常见于中老年男性，有多年反复突然发生的单关节红、肿、热、剧痛病史，常合并其他代谢紊乱疾病，常可以见到痛风石，血尿酸常增高。

3．系统性红斑狼疮　多发生于青年女性，有多系统受累表现，关节病变一般为非侵蚀性，自身抗体阳性，诊断类风湿关节炎常常需要排除系统性红斑狼疮。

【治疗】

1．一般治疗　关节炎明显时制动，恢复期关节功能锻炼，物理治疗。

2．药物治疗　类风湿关节炎尤其早期类风湿关节炎主要使用药物治疗。目前治疗类风湿关节炎药物主要有以下几类：

（1）非甾体抗炎药：具有抗炎止痛、改善关节炎症状的作用，但不具有控制病情进展的作用，需要与 DMARDs 同时使用。不宜同时服用两种该类药。注意对消化道、心血管和肾的副作用。

（2）DMARDs：起效慢，但可控制病情，如甲氨蝶呤每周剂量为 7.5 ～ 20 mg，一周服用 1 次；来氟米特剂量为 10 ～ 20 mg/d。还有抗疟药（羟氯喹、氯喹）和硫唑嘌呤、环孢素等，明确诊断类风湿关节炎后，应尽早采用一种或两种本类药物联合治疗。但要注意这类药物的不良反应。

（3）糖皮质激素：具有强大抗炎作用。对类风湿关节炎症状重、有不良预后因素者可小剂量、短疗程使用。可关节腔内注射，但需注意关节腔内感染的问题。

（4）生物制剂以及靶向药物：包括肿瘤坏死因子（TNF-α）拮抗剂、IL-1 拮抗剂、IL-6 拮抗剂、CD20 单抗、Janus 激酶（JAK）抑制剂等，是目前较好的控制类风湿关节炎药物。

（5）植物药制剂：雷公藤多苷、青藤碱、白芍总苷等，有一定控制病情作用。

3．外科手术治疗　关节置换和滑膜切除术。

四、复习思考题

1．类风湿关节炎的典型临床表现是什么？

2．类风湿关节炎主要需要与哪些疾病鉴别？如何鉴别？

3．治疗类风湿关节炎主要有哪几类药物？

（秦　臻　李发菊）

第三节 骨关节炎 脊柱关节炎

骨关节炎

实习地点：内科病房与示教室

实习学时：1 学时

一、实习目的

1．掌握骨关节炎（OA）的临床表现、诊断和鉴别诊断。
2．熟悉骨关节炎的治疗措施。
3．了解骨关节炎的发病因素和发病机制。

二、实习重点

1．骨关节炎的临床表现。
2．骨关节炎的诊断和鉴别诊断。

三、实习内容

【定义】
骨关节炎（OA）是一种慢性关节疾病，表现为关节软骨退行性变和继发性骨质增生。OA 按病因分为原发性 OA 和继发性 OA。前者是指原因不明的 OA，与遗传和体质因素有一定关系，多见于中老年人；后者是指继发于关节外伤、先天性或遗传性疾病、内分泌及代谢性疾病、炎性关节病等。

【询问病史】
1．询问发病年龄、起病方式、病程、持续时间，有无诱因，有无膝、髋、颈椎和腰椎等负重关节及远端指间关节、近端指间关节、第一腕掌关节和第一跖趾关节等疼痛，是否伴有晨僵（骨关节炎引起的晨僵时间一般不超过 30 分钟），有无受累关节及其周围疼痛、压痛、僵硬、肿胀、关节骨性肥大和功能障碍等。
2．症状在静止、休息及运动及夜间的变化，骨关节炎的疼痛多发生于活动后，休息后可缓解。随着病情的进展，甚至休息时也可发生疼痛，夜间可痛醒。
3．症状是否对称、反复发作与缓解。
4．有无下肢麻木、感觉异常及肌肉萎缩等，有无焦虑、抑郁状态等。

5．有无腹痛、腹泻、大便异常，有无尿频、尿急、尿痛、尿道口有分泌物，有无皮肤疾病，有无近期感染史。

6．有无疾病家族史。

7．治疗情况及治疗反应。

【体格检查】

1．受累的中小关节有无肿胀、压痛、皮温升高、硬性组织肥大。

2．受累关节是否存在骨摩擦感、活动受限。

【辅助检查】

1．实验室检查　红细胞沉降率、C反应蛋白大多正常或轻度升高，RF和自身抗体阴性。关节液为黄色，黏度正常；凝固试验阳性；白细胞计数低于 $2 \times 10^6/L$；葡萄糖含量很低，低于血糖水平的1/2。无特异性的实验室检查指标。

2．影像学检查　对本病的诊断十分重要。典型的X线表现为受累关节软骨下骨质硬化、囊变，关节边缘骨赘形成，受累关节间隙狭窄。关节超声和MRI能显示早期软骨病变、半月板及韧带等关节结构异常，有利于早期诊断。

【诊断与鉴别诊断】

（一）诊断

一般依据临床表现及X线检查，并排除其他炎症性关节炎而诊断。请参照手OA分类标准（1990年）、膝OA分类标准（1986年）、髋OA分类标准（1991年）。

（二）鉴别诊断

1．手和膝OA与类风湿关节炎、银屑病关节炎、假性痛风等鉴别。

2．髋OA与髋关节结核、股骨头无菌性坏死鉴别。

3．脊柱OA与脊柱关节炎鉴别。

【治疗】

1．一般治疗　鼓励患者适当锻炼，避免导致关节疼痛的活动，增加肌肉的力量，改善关节功能，进行神经肌肉训练，通过辅助工具减轻或重新分配关节负重。肥胖患者减轻体重可有效减轻骨关节炎的症状。

2．药物治疗

（1）非甾体抗炎药（NSAID）：一线用药，主要用以减轻疼痛和晨僵，用法详见类风湿关节炎。

（2）DMARDs及软骨保护剂：如氨基葡萄糖、硫酸软骨素、双醋瑞因和关节内注射透明质酸等。

3．手术治疗　对关节疼痛已严重影响患者生活、非手术治疗无效的患者可行关节置换术。

四、复习思考题

1．骨关节炎与类风湿关节炎怎样鉴别？

2．骨关节炎的诊断标准是什么？

脊柱关节炎

实习地点：内科病房与示教室

实习学时：2 学时

一、实习目的

1．掌握强直性脊柱炎（AS）的临床表现、查体方法、诊断和鉴别诊断。
2．熟悉强直性脊柱炎的治疗措施。
3．了解强直性脊柱炎的发病机制。
4．熟悉脊柱关节炎的分类及分类诊断标准。

二、实习重点

1．强直性脊柱炎的临床表现。
2．强直性脊柱炎的诊断和鉴别诊断。

三、实习内容

【定义】

脊柱关节炎（SpA）是一类以累及脊柱、关节韧带和肌腱为主要表现的慢性炎症性风湿病的总称，最典型的疾病是强直性脊柱炎（AS）。其他 SpA 疾病包括反应性关节炎（ReA）、银屑病关节炎（PsA）、炎性肠病性关节炎（IBDA）、幼年脊柱关节炎及未分化脊柱关节炎（USpA）。

【询问病史】

1．询问发病年龄、起病方式、病程、持续时间、有无诱因。

2．有无腰骶部痛或不适、晨僵，有无臀部、腹股沟酸痛，疼痛是否向下肢放射，有无颈、胸痛，有无下肢大关节如髋关节、膝关节、踝关节炎症症状等，有无指（趾）关节肿痛，有无如附着点炎所致胸肋关节、脊椎骨突、髂嵴、大转子、坐骨结节以及足跟、足掌等部位疼痛。

3．症状在静止、休息及运动及夜间的变化。

4．症状是否对称、反复发作与缓解。

5．有无脊柱和胸廓的活动受限及程度，有无脊柱和胸廓畸形。

6．有无关节外表现，如口腔溃疡、眼痛、眼充血、视力下降、畏光、流泪、心悸、呼吸困难、咳嗽、下肢麻木、感觉异常及肌肉萎缩等。

7．有无腹痛、腹泻、大便异常，有无尿频、尿急、尿痛、尿道口分泌物，有无皮肤疾病（皮疹），有无近期感染史。

8．家族史。

9．治疗情况及治疗反应。

【体格检查】

1．检查骶髂关节有无压痛。

2．检查脊柱前屈、后伸、侧弯和转动是否受限。

3．检查胸廓活动度是否减低。

4．检查方法

（1）骶髂关节检查：常用"4"字试验，阳性提示屈腿侧存在骶髂关节病变（图7-1）。

（2）腰椎活动度检查：常用 Schober 试验（图7-2）。

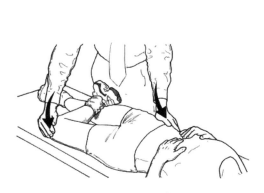 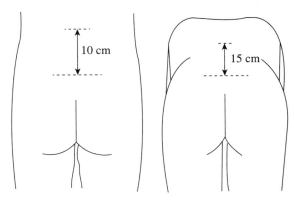

图 7-1 "4"字试验   图 7-2 Schober 试验

（3）胸廓活动度检查（图7-3）。

（4）枕墙距检查（图7-4）。

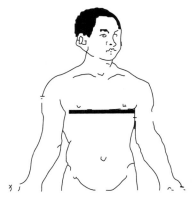 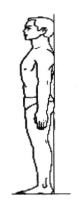

图 7-3 胸廓活动度检查   图 7-4 枕墙距检查

【辅助检查】

1. 实验室检查　类风湿因子为阴性，活动期可有红细胞沉降率、C 反应蛋白、免疫球蛋白（尤其是 IgA）升高。90% 左右的患者 HLA-B27 阳性。

2. 影像学检查　包括骨盆正位片、骶髂关节 CT 或 MRI 检查。放射学骶髂关节炎是诊断的关键。

【诊断与鉴别诊断】

（一）诊断

1. 强直性脊柱炎　可依据 1984 年修订的纽约标准诊断。

2. 脊柱关节炎　2011 年国际脊柱关节炎协会（ASAS）提出了新的脊柱关节炎分类，即将 SpA 分为中轴型 SpA 和外周型 SpA 两类，有利于早期诊断。

（二）鉴别诊断

1. 类风湿关节炎。

2. 机械性腰痛　椎间盘病，腰肌劳损、外伤或感染等。

【治疗】

1. 一般治疗　鼓励患者适当锻炼，注意立、坐、卧正确姿势；坚持脊柱、胸廓、髋关节活动；宜睡硬板床、低枕，避免过度负重和剧烈运动；戒烟。

2. 药物治疗

（1）非甾体抗炎药（NSAID）：一线用药，主要用以减轻疼痛和晨僵。对此类药物反应良好是本病的特点，用法详见类风湿关节炎部分。

（2）DMARDs：可应用柳氮磺吡啶、甲氨蝶呤等。

（3）抗肿瘤坏死因子（TNF）-α 拮抗剂：对于持续高疾病活动性或对传统治疗无效的患者，应该给予 TNF-α 或 IL-17 拮抗剂治疗。

（4）糖皮质激素：对急性葡萄膜炎、肌肉和关节的炎症可考虑予以局部直接注射糖皮质激素治疗。

四、复习思考题

1. 怎样鉴别强直性脊柱炎与类风湿关节炎？
2. 强直性脊柱炎的诊断标准是什么？
3. 脊柱关节炎包括哪些疾病？

（吴雨曦　陈　洁）

第四节   系统性红斑狼疮

实习地点：风湿免疫科病房

实习学时：3 学时

一、实习目的

1．熟悉系统性红斑狼疮（SLE）的临床表现特点。
2．熟悉 SLE 的诊断、鉴别诊断及治疗原则。

二、实习重点

1．本病的临床表现特点、诊断、鉴别诊断。
2．主要治疗原则   激素、免疫抑制剂的选用原则。

三、实习内容

【定义】
系统性红斑狼疮（SLE）是一种以抗体和免疫复合物形成，并介导器官组织损伤的自身免疫性疾病，临床上常存在多系统受累，最多受累的系统为皮肤、肾、血液系统。

【询问病史】
1．全身表现   如有无长期发热史（低热、中度发热常见）、乏力、体重减轻、药物过敏、食物过敏、光过敏等。
2．皮肤与黏膜表现   如有无面部、掌指、甲周红斑及躯干皮疹，其中以面部蝶形红斑最具特征性；有无口腔和鼻黏膜反复溃疡。
3．有无肌肉和关节疼痛、水肿、血尿、高血压、心悸、心前区疼痛等症状。
4．有无咳嗽、胸痛、呼吸困难等症状。
5．有无恶心、呕吐、头晕、头痛、抽搐、瘫痪、四肢感觉障碍等症状。
6．有无贫血、皮肤黏膜出血、淋巴结肿大等。
7．家族中有无类似患者。

【体格检查】
1．皮疹发生的部位、色泽，面部有无对称性蝶形红斑。
2．关节有无红、肿、畸形，关节附近肌肉有无萎缩。
3．有无贫血、水肿，水肿的程度及部位，有无胸腔积液、腹水体征及心包和胸膜摩擦音。
4．有无颈强直、偏瘫、截瘫及意识障碍。

5．全身浅表淋巴结有无肿大。

【辅助检查】

1．不同系统受累可出现相应的血、尿常规，肝、肾功能，影像学检查异常。多数有轻至中度贫血，血小板计数、白细胞计数下降等。

2．自身抗体谱　抗核抗体阳性，抗双链 DNA（dsDNA）抗体、抗 Sm 抗体阳性是诊断 SLE 的标记抗体。

3．血清补体普遍降低。

【诊断与鉴别诊断】

1．诊断　①颧部红斑；②盘状红斑；③光过敏；④口腔溃疡；⑤非侵蚀性关节炎；⑥多发性浆膜炎；⑦肾损害；⑧神经系统异常；⑨血液系统异常；⑩免疫学异常；⑪ANA 阳性。上述 11 条中 4 条以上阳性即可诊断。需除外感染、肿瘤和其他结缔组织病。

2．鉴别诊断

（1）类风湿关节炎：病史长，有侵蚀性关节炎，肾损害多数较轻。

（2）原发性肾小球性肾炎：无多系统损害、无自身抗体谱阳性。

（3）其他结缔组织疾病。

【治疗原则】

1．一般治疗、活动期应卧床休息，避免日晒，预防感染，不用诱发的药物。

2．药物治疗

（1）非甾体抗炎药：发热、关节痛可辅以非甾体抗炎药。

（2）糖皮质激素的应用：多用于较重型病例或多系统受累病例，根据病情用泼尼松 0.5～1 mg/（kg·d）；病情稳定后 2 周或疗程 6 周内缓慢减量，如果病情允许，以小剂量（＜10 mg/d）长期维持。对极危重患者［如肺泡出血、神经精神性红斑狼疮（NP-SLE）、严重溶血性贫血等］可应用大剂量激素冲击治疗：甲泼尼龙 500～100 mg/d，静脉滴注，连续 3～5 天，以控制病情，达到诱导缓解。

（3）免疫抑制剂：大多数 SLE 患者尤其是在病情活动时需选用免疫抑制剂联合治疗；对有重要脏器受累的 SLE 患者，诱导缓解期建议首选环磷酰胺（CTX）或吗替麦考酚酯（MMF），如无明显副作用，应用 6 个月以上。羟氯喹可作为 SLE 的基础用药。

3．其他治疗　对危重或难治病例，可酌情选择大剂量免疫球蛋白静脉输注、血浆置换、免疫吸附、造血干细胞移植等。另外，近年来生物制剂也逐渐应用于 SLE 的治疗，如贝利木单抗［一种抗 B 淋巴细胞活化因子（BAFF）抗体］和利妥昔单抗（一种抗 CD20 抗体）。

四、复习思考题

1．如何诊断系统性红斑狼疮？

2．系统性红斑狼疮有哪些重要的免疫学异常？

3．系统性红斑狼疮活动的表现有哪些？

（邓　莉　王泽卫）

第五节　干燥综合征

实习地点：风湿免疫科病房

实习学时：3 学时

一、实习目的

1．熟悉干燥综合征的临床特点。
2．熟悉干燥综合征的诊断、鉴别诊断及治疗原则。

二、实习重点

1．干燥综合征的诊断、鉴别诊断。
2．干燥综合征基本治疗方法。

三、实习内容

【定义】

干燥综合征是一种以侵犯泪腺、唾液腺、汗腺等外分泌腺，淋巴细胞异常增殖，组织淋巴细胞浸润为特征的弥漫性结缔组织病。其临床特征主要为干燥性角膜结膜炎（眼干）、口腔干燥症（口干）和腮腺肿大，还可累及内脏器官。本病分为原发性和继发性两类，后者指继发于另一诊断明确的结缔组织病或其他疾病者。

【询问病史】

1．有无口干，严重者在讲话时可能需频繁饮水、进食固体食物时需伴流质送下；有无猖獗齲，有无舌痛、舌萎缩、舌干裂，有无反复眼干、异物感、少泪。

2．有无反复发作的腮腺肿痛。

3．有无皮疹、关节痛、低钾性周期性麻痹、干咳、劳力性呼吸困难、心悸、气促等症状。

【体格检查】

1．有无口腔津液明显减少，舌体干燥、干裂，镜面舌，猖獗齲等症状。

2．有无眼睑肿胀、前葡萄膜炎、角膜溃疡。

3．有无腮腺肿痛。

4．有无关节肿痛、皮疹，有无肌力、神经感觉异常。

5．有无双肺啰音。

【辅助检查】

1．多数有轻至中度贫血，血小板计数降低，白细胞下降，C反应蛋白增高，红细胞沉降率增快。

2．多有抗核抗体、抗SSA/SSB抗体、抗着丝点抗体、抗受体抗体阳性，高球蛋白血症，RF阳性，IgG升高。

3．希尔默（Schirmer）试验阳性（≤5 mm/5 min）、泪膜破裂时间阳性（<10秒）、角膜染色检查阳性、唾液流率阳性（未经刺激≤0.1 ml/min为阳性）；腮腺造影检测发现，腮腺管不规则、狭窄或扩张，碘液淤积于腺体末端如葡萄状或雪花状；唾液腺放射性核素检查能观察^{99m}Tc的摄取、浓缩和排泄。

4．唇腺活检可见1个或多于1个灶性淋巴细胞浸润/4平方毫米。

【诊断与鉴别诊断】

（一）诊断

1．口腔症状　3项中有1项或1项以上可诊断：①每日感口干持续3个月以上；②成年后腮腺反复或持续肿大；③吞咽干性食物时需用水帮助。

2．眼部症状　3项中有1项或1项以上可诊断：①每日感到不能忍受的眼干持续3个月以上；②有反复的砂子进眼或砂磨感觉；③每日需用人工泪液3次或3次以上。

3．眼部体征　下述检查任1项或1项以上阳性：①Schirmer试验；②角膜染色（+）。

4．组织学检查　下唇腺病理示1个或超过1个淋巴细胞灶。

5．唾液腺受损　下列检查任1项或1项以上阳性可诊断：①唾液流率（≤1.5 ml/15 min）；②腮腺造影有特征性表现；③唾液腺放射性核素检查（+）。

6．自身抗体　抗SSA或抗SSB（+）（双扩散法）。

原发性干燥综合征，在无任何潜在疾病的情况下，有下述1条则可诊断：①符合上述4条或4条以上，但必须含有条目4（组织学检查）和（或）条目6（自身抗体）；②条目3、4、5、6 4条中任意3条阳性。

继发性干燥综合征，需有潜在的疾病（如结缔组织病），且符合上述1和2中的任1条，同时符合条目3、4、5中的任2条。

诊断时必须除外颈部和头面部放疗史、丙肝病毒感染、获得性免疫缺陷综合征（AIDS）、淋巴瘤、结节病、移植物抗宿主病，应用抗乙酰胆碱药（如阿托品、莨菪碱、溴丙胺太林、颠茄等）。

（二）鉴别诊断

1．系统性红斑狼疮　干燥综合征多见于中老年妇女；发热，尤其是高热者不多见；无颧部皮疹；口眼干明显；肾小管酸中毒为其常见而主要的肾损伤，高球蛋白血症明显；低补体血症少见。

2．类风湿关节炎　干燥综合征极少有关节骨破坏、畸形和功能受限，类风湿关节炎患者很少出现抗SSA/SSB抗体。

3．非自身免疫病的口干　如老年性外分泌腺体功能下降，糖尿病口干或药源性口干则有赖于病史及各个病的自身特点以鉴别。

【治疗原则】

本病目前尚无根治方法。主要是采取措施改善症状，控制和延缓因免疫反应而引起的组织器官损害的进展以及继发性感染。没有内脏损害者以替代和对症治疗为主，有内脏损害者需进行免疫抑制治疗。

1．改善症状

（1）减轻口干症状，保持口腔清洁，勤漱口，减少龋齿和口腔继发感染的可能。

（2）干燥性角膜炎、结膜炎可给予人工泪液滴眼，以减轻眼干症状，并预防角膜损伤。

（3）肌肉、关节痛者可用非甾体抗炎药。

（4）低钾血症予以补钾治疗。

2．系统损害者应以受损器官及严重度而进行相应治疗　对合并有神经系统疾病、肾小球肾炎、肺间质性病变、肝损害、血细胞低下（尤其是血小板低下者）、肌炎等则要给予肾上腺皮质激素，剂量与其他结缔组织病治疗用法相同。对于病情进展迅速者可合用免疫抑制剂，如环磷酰胺、硫唑嘌呤等。出现有恶性淋巴瘤者宜积极、及时地进行联合化疗。

四、复习思考题

1、如何诊断干燥综合征？

2、干燥综合征有哪些免疫学异常？

3、原发性干燥综合征与继发性干燥综合征该如何鉴别？

（刘　伟　赵　蕾）

第六节　抗中性粒细胞胞质抗体相关性血管炎

实习地点：风湿免疫科病房

实习学时：6 学时

一、实习目的

1．熟悉抗中性粒细胞胞质抗体（ANCA）相关性血管炎的临床特点。

2．熟悉 ANCA 相关性血管炎的诊断、鉴别诊断及治疗原则。

二、实习重点

1．ANCA 相关性血管炎的诊断、鉴别诊断。
2．ANCA 相关性血管炎基本治疗方法。

三、实习内容

【定义】
ANCA 相关性血管炎（ANCA associated vasculitis，AAV）是一组以血清中能够检测到自身抗体 ANCA 为最突出特点的系统性小血管炎。经典的 AAV 包括肉芽肿性多血管炎、显微镜下多血管炎和嗜酸性肉芽肿性多血管炎。

【询问病史】
1．全身症状　有无发热、乏力、食欲减退和体重下降等症状。
2．皮肤、黏膜表现　是 ANCA 相关血管炎最常受累的器官之一，表现为口腔溃疡，皮疹，紫癜，皮肤网状青斑、梗死、溃疡和坏疽，多发指端溃疡常见。
3．关节表现　有无关节疼痛、肿胀和肌痛等症状。
4．呼吸道症状　有无流涕、鼻出血、鼻中隔穿孔等，有无咳嗽、咯血、胸痛、胸闷、气短、呼吸困难等，有无鼻窦炎及哮喘等症状。
5．肾表现　有无双下肢水肿和血尿、蛋白尿、高血压、腰痛等症状。
6．消化系统表现　有无恶心、呕吐、腹痛、腹泻、黑便等症状。
7．神经系统表现　有无四肢对称的皮肤麻木不适，头痛、意识模糊、抽搐等症状。
8．其他表现　有无贫血，心悸、心前区不适或胸痛等，视力、听力下降等症状。

【体格检查】
1．有无发热；有无皮疹，尤其是皮肤紫癜及溃疡；有无口腔溃疡等症状。
2．关节有无红、肿、压痛及畸形，关节附近有无肌肉萎缩等症状。
3．有无贫血、下肢水肿，以及其程度；有无胸腔积液、腹水体征及心包和胸膜摩擦音。
4．有无鼻旁窦区压痛，有无肺部啰音等。
5．有无腹部压痛及包块等。
6．有无四肢感觉异常等。
7．有无眼球突出、结膜炎，有无视力、听力障碍等。
8．有无浅表淋巴结肿大等。

【辅助检查】
1．血常规检查可见正色素正细胞性贫血、白细胞计数和中性粒细胞可正常或增高，甚至减少；血小板可增高或减少。嗜酸性肉芽肿性多血管炎患者有外周血嗜酸性粒细胞增多，部分患者血清 IgE 升高。
2．尿液检查见有镜下血尿、各种管型尿及蛋白尿。大多有肾功能异常、血肌酐升高、内生肌酐清除率下降。
3．急性期红细胞沉降率增快，C 反应蛋白增高，C3、C4 正常。

4．核周型 ANCA（p-ANCA）或胞质型 ANCA（c-ANCA）阳性。

5．肺部 X 线或 CT 可见浸润影、多发结节、空洞形成和间质病变。

6．肾病理为局灶性、节段性、新月体性、坏死性肾小球肾炎，免疫荧光试验无或很少免疫球蛋白及补体沉积。

【诊断与鉴别诊断】

（一）诊断

1．肉芽肿性多血管炎（GPA）

（1）鼻或口腔炎症：痛性或无痛性口腔溃疡、脓性或血性鼻腔分泌物。

（2）X 线胸片异常：示结节、固定浸润病灶或空洞。

（3）尿沉渣异常：镜下血尿（RBC > 5/ 高倍视野）或出现红细胞管型。

（4）病理性肉芽肿：动脉壁或动脉周围，或血管（动脉或微动脉）外部区域有肉芽肿性炎症。

具备以上 2 条或 2 条以上时可诊断为 GPA，诊断的灵敏度和特异度分别为 88.2% 和 92.0%。

2．嗜酸性肉芽肿性多血管炎（EGPA）

（1）哮喘。

（2）外周血嗜酸性粒细胞增多 > 10%。

（3）单发或多发性神经病变。

（4）游走性或一过性肺浸润。

（5）鼻窦病变。

（6）血管外嗜酸性粒细胞浸润。

凡具备上述 4 条或 4 条以上者可诊断。

3．显微镜下多血管炎（MPA）　过去一直没有有关 MPA 的分类标准，2017 年美国风湿病学会（ACR）与欧洲抗风湿病联盟（EULAR）联合指定了 MPA 的分类标准，通过权重得分或减分来进行分类诊断（见表 7-3），总分在 6 分或以上者可以诊断为 MPA。

表7-3　MPA分类标准

条目	定义	得分
临床标准	鼻腔血性分泌物、溃疡、鼻痂或鼻窦 / 鼻腔充血 / 不通畅、鼻中隔缺损或穿孔	−3
实验室标准	p-ANCA 或髓过氧化物酶 ANCA（MPO-ANCA）抗体阳性	6
	胸部影像学检查提示肺纤维化或肺间质病变	5
	极少或没有免疫复合物沉积的肾小球肾炎	1
	c-ANCA 或蛋白酶 3ANCA（PR3-ANCA）抗体阳性	−1
	嗜酸性粒细胞计数 $\geq 1 \times 10^9$/L	−4

（二）ANCA 相关性血管炎之间的鉴别诊断

1．MPA　是一种主要累及小血管的系统性坏死性血管炎，可侵犯肾、皮肤和肺等脏器。

常表现为坏死性肾小球肾炎和肺毛细血管炎。累及肾时出现蛋白尿、镜下血尿和红细胞管型。ANCA 阳性是 MPA 的重要诊断依据，60% ～ 80% 为 MPO-ANCA 阳性，荧光检测法示 p-ANCA 阳性。X 线胸片检查在早期可发现无特征性肺部浸润影或小泡状浸润影，中晚期可出现肺间质纤维化。

2．EGPA　患者常有重度哮喘。肺和肺外脏器有中小动脉炎、静脉炎及坏死性肉芽肿。周围血嗜酸性粒细胞增高。GPA 与 EGPA 均可累及上呼吸道，但前者常有上呼吸道溃疡，X 线胸片示肺内有破坏性病变如结节、空洞形成，而在 EGPA 则不多见。GPA 病灶中很少有嗜酸性粒细胞浸润，周围血嗜酸性粒细胞增高不明显，也无哮喘发作。

3．GPA　为小动脉和小静脉的血管炎，以上、下呼吸道和肾病变三联征为主要临床特点。c-ANCA 阳性多见。活检病理示小血管壁或其周围有嗜中性粒细胞浸润，并有坏死性肉芽肿形成。而 MPA 很少累及上呼吸道，主要有 p-ANCA 阳性，一般无肉芽肿形成。

（三）ANCA 相关性血管炎与其他疾病的鉴别诊断

1．淋巴瘤样肉芽肿病　是多形细胞浸润性血管炎和血管中心性坏死性肉芽肿病，浸润细胞为小淋巴细胞、浆细胞、组织细胞及非典型淋巴细胞，病变主要累及肺、皮肤、神经系统及肾间质，但不侵犯上呼吸道。

2．肺出血 - 肾炎综合征　是以肺出血和急进性肾小球肾炎为特征的综合征，抗肾小球基底膜抗体阳性，导致弥漫性肺泡出血及肾小球肾炎，以发热、咳嗽、咯血及肾炎为突出表现，但一般无其他血管炎征象。本病多缺乏上呼吸道病变，肾病理可见基底膜有免疫复合物沉积。

3．复发性多软骨炎　复发性多软骨炎是以软骨受累为主要表现，临床表现也可有鼻塌陷、听力障碍、气管狭窄，该病一般均有耳廓受累，而无鼻窦受累。实验室检查 ANCA 阴性，活动期抗 II 型胶原抗体阳性。

【治疗原则】

治疗可分为诱导缓解与维持缓解两个阶段。糖皮质激素是一线治疗药物。诱导缓解治疗通常为足量糖皮质激素联合免疫抑制剂，其中最常用的为环磷酰胺（CTX）。维持缓解治疗主要为小剂量糖皮质激素联合免疫抑制剂治疗，如硫唑嘌呤、甲氨蝶呤等。近年来针对 CD20$^+$B 细胞的单克隆抗体利妥昔单抗，既可以用于 ANCA 相关性血管炎的诱导治疗，也可用于维持缓解治疗。由于 ANCA 相关性血管炎非常容易复发，因此至少需要维持治疗 2 年以上。

1．糖皮质激素　活动期用泼尼松 1.0 ～ 1.5 mg/(kg·d)。使用 4 ～ 6 周，病情缓解后减量并以小剂量维持。

2．免疫抑制剂

（1）环磷酰胺：CTX 是治疗的基本药物，可使用一年或数年，撤药后患者能长期缓解。用药期间注意观察不良反应，如骨髓抑制、继发感染等。

（2）甲氨蝶呤（MTX）：MTX 一般用量为 10 ～ 15 mg，一周 1 次，口服、肌内注射或静脉注射疗效相同。如 CTX 不能控制可联合使用 MTX。

（3）硫唑嘌呤：为嘌呤类似药，有抗炎和免疫抑制双重作用，有时可替代 CTX。一般用量为 2 ～ 2.5 mg/(kg·d)，总量不超过 200 mg/d，但需根据病情及个体差异而定，用药期间应监测不良反应。如 CTX 不能控制病情，可合并使用硫唑嘌呤或改用硫唑嘌呤。

（4）环孢素：作用机制为抑制白细胞介素 2（IL-2）合成，抑制 T 淋巴细胞的激活。优点为无骨髓抑制作用，但免疫抑制作用也较弱。常用剂量为 3 ~ 5 mg/(kg·d)。

（5）吗替麦考酚酯：初始用量为 1.5 g/d，分 2 次口服，维持至少 3 个月；维持剂量为 1.0 g/d，分 2 次口服，维持 6 ~ 9 个月。

（6）免疫球蛋白：静脉注射大剂量免疫球蛋白与补体和细胞因子网络相互作用，提供抗独特型抗体作用于 T 淋巴细胞和 B 淋巴细胞。大剂量免疫球蛋白还具有广谱抗病毒、细菌及中和循环抗体的作用。一般与激素及其他免疫抑制剂合用，剂量为 300 ~ 400 mg/(kg·d)，连用 3 ~ 5 天。

3．其他治疗　对危重病例可试用血浆置换或生物制剂等。

四、复习思考题

1．试述 ANCA 相关性血管炎的诊断思路。

2．试述 ANCA 相关性血管炎的临床特点。

3．ANCA 相关性血管炎之间应如何鉴别？

（兰由玉　张玉高）

第七节　混合性结缔组织病

实习地点：风湿免疫科病房

实习学时：3 学时

一、实习目的

1．熟悉混合性结缔组织病的临床特点。

2．熟悉混合性结缔组织病的诊断、鉴别诊断及治疗原则。

二、实习重点

1．混合性结缔组织病的诊断、鉴别诊断。

2．混合性结缔组织病基本治疗方法。

三、实习内容

【定义】

混合性结缔组织病（MCTD）是一种血清中有高滴度的、斑点型抗核抗体（ANA）和抗RNP抗体，表现为雷诺现象、双手肿胀、多关节炎、肢端硬化、肌炎、肺动脉高压等特征的临床综合征。

【询问病史】

1．有无关节肿痛、僵硬及关节变形。

2．有无雷诺现象、手指肿胀或双手水肿、皮肤变硬。

3．有无发热，注意最高体温以及体温变化情况。

4．有无肌痛、肌无力。

5．有无面部红斑、盘状红斑、结节性红斑，脱发，手指血管炎，口腔溃疡、生殖器溃疡，皮下结节等。

6．有无咳嗽、咳痰、呼吸困难、胸痛、咯血。

7．有无尿色及尿量异常。

8．有无吞咽梗阻、吞咽困难，有无恶心、呕吐、呕血、便血。

9．有无三叉神经痛、周围神经病变、头痛、颈项强直。

10．家族中有无类似症状患者。

【体格检查】

1．检查四肢指端皮温，有无手肿胀，有无皮肤颜色改变及缺血灶。

2．关节有无红、肿、畸形，关节附近肌肉有无萎缩。

3．检查全身皮肤弹性。

4．有无皮疹、口腔溃疡

5．听诊肺部有无干、湿啰音和异常呼吸音。

6．心脏听诊有无杂音，是否有 $P_2 > A_2$。

【辅助检查】

1．多数有轻至中度贫血，可出现血小板计数降低、白细胞计数下降。

2．多数抗核抗体、抗 U1 核糖核蛋白（U1RNP）/抗核糖核蛋白（nRNP）抗体阳性，部分患者可出现低补体血症。

3．检查是否有肺间质病变、肺动脉高压。

4．检查是否有滑膜炎。

【诊断与鉴别诊断】

（一）诊断

对有雷诺现象，关节痛或关节炎、肌痛、手足肿胀的患者；伴有高滴度的斑点型 ANA 和抗 U1RNP/nRNP 抗体阳性、抗 Sm 抗体阴性，有或无肺间质纤维化、肺动脉高压者，要考虑混合性结缔组织病的可能。

（二）鉴别诊断

1．类风湿关节炎　病史长，有侵蚀性、对称性小关节炎，关节畸形，无抗 nRNP/Sm 抗体阳性。

2．系统性红斑狼疮　有面部红斑；有多系统损害表现，其中肾损害表现明显，自身抗体谱提示抗 Sm 抗体、抗 dsDNA 抗体等阳性，补体水平下降。

3．系统性硬化　皮肤变硬明显，自身抗体谱 Scl-70 阳性，为特异性抗体。

4．其他结缔组织疾病。

【治疗原则】

本病的治疗以 SLE、多发性肌炎（PM）/ 皮肌炎（DM）、RA 和 SSc 的治疗原则为基础，治疗的目的是控制症状，以临床表现和器官受累为指导。

1．以关节炎、肌肉痛为主要症状者，可应用非甾体抗炎药、抗疟药，重症者可用小剂量激素、抗疟药或甲氨蝶呤。

2．以雷诺现象为主者，注意保暖，避免进食咖啡因、吸烟、手指外伤，使用血管扩张剂及改善循环药物。

3．有内脏损害，特别是肺间质病变者，应用糖皮质激素加环磷酰胺冲击治疗，每月 1 次。有肺动脉高压者，加强血管扩张剂的应用，酌情使用内皮素受体拮抗剂、磷酸二酯酶 5（PDE-5）选择性抑制剂、前列环素等。有吞咽困难者加用促进胃肠蠕动药物，伴反流者应用质子泵抑制剂、调节生活方式和饮食。自身免疫性溶血性贫血和血小板减少者接受糖皮质激素初步治疗，耐药病例可考虑使用利妥昔单抗。

四、复习思考题

1．混合性结缔组织病如何诊断？
2．混合性结缔组织病容易出现哪些组织器官损害？
3．混合性结缔组织病治疗原则是什么？

（舒庆雪　唐　敏）

第八章 中　毒

第一节　中毒总论

实习地点：内科病房或示教室

实习学时：3 学时

一、实习目的

1. 了解毒物中毒的途径和引起人体致病的规律，掌握运用这些知识指导和预防、诊治疾病。
2. 掌握中毒的相关症状及治疗。
3. 了解预防中毒的注意事项。

二、实习重点

1. 中毒的各系统临床表现。
2. 中毒的诊断及处理方法。

三、实习内容

【定义】
进入人体的化学物质达到中毒量产生组织和器官损害引起的全身疾病称为中毒，引起中毒的化学物质称毒物。

【询问病史】
1. 接触史　是否在毒物生产过程中接触有毒原料、中间产物或成品；是否在保管运输方面接触有毒物质，有无安全防护；有无误食或意外接触毒物、用药过量、自杀或被谋害等情况。

若有接触需仔细询问接触毒物时间、中毒环境和途径、毒物名称和剂量、初步治疗情况和既往生活及健康状况。具体了解毒物接触量及名称。

2．急性中毒症状

（1）皮肤、黏膜表现：

1）皮肤及口腔黏膜灼伤：见于强酸、强碱、甲醛、苯酚、甲酚皂溶液、百草枯等腐蚀性毒物灼伤。

2）皮肤颜色变化：① 发绀：亚硝酸盐、苯胺或硝基苯中毒；② 皮肤发红：一氧化碳中毒时皮肤黏膜颜色呈樱桃红；③黄疸：毒蕈、鱼胆或四氯化碳中毒损害肝出现黄疸。

（2）眼部表现：①瞳孔扩大：阿托品、莨菪碱类中毒。②瞳孔缩小：有机磷杀虫剂（OPI）、氨基甲酸酯类杀虫药中毒。③视神经炎：甲醇中毒。

（3）神经系统表现

1）昏迷：催眠、镇静或麻醉药，有机溶剂，窒息性毒物（一氧化碳、硫化氢、氰化物），致高铁血红蛋白血症毒物，农药中毒。

2）谵妄：阿托品、乙醇、抗组胺药物中毒。

3）肌纤维颤动：OPI、氨基甲酸酯类杀虫药、丙烯酰胺、铅中毒以及急性异烟肼中毒。

4）惊厥：窒息性毒物、有机氯、菊酯类杀虫药、甲氨基硅烷（毒鼠强）、植物（毒蕈、曼陀罗、苦杏仁）、药物（异烟肼、茶碱类、阿托品）、重金属（铅、铊）等中毒。

5）瘫痪：蛇毒、三氧化二砷、可溶性钡盐中毒。

6）精神失常：一氧化碳、二硫化碳、乙醇（酒精）、阿托品、有机溶剂、抗组胺药中毒。

（4）呼吸系统

1）呼出特殊气味：酒精味——乙醇中毒，苦杏仁味——氰化物中毒，蒜味——OPI、黄磷、二甲亚砜、铊、砷中毒，苯酚味——苯酚、甲酚皂溶液中毒，鞋油味——硝基苯中毒，鱼腥味——锌或磷化铝中毒，胶水味——甲苯或其他溶剂中毒。

2）呼吸加快：水杨酸、甲醇中毒，接触刺激性气体。

3）呼吸减慢：催眠药或吗啡中毒。

4）肺水肿：接触刺激性气体，OPI、百草枯中毒。

（5）循环系统

1）心率失常：洋地黄、夹竹桃、蟾蜍毒素中毒兴奋迷走神经，拟肾上腺素药、三环类抗抑郁药中毒兴奋交感神经，氨茶碱中毒等。

2）心搏骤停：使用心肌毒性药物、缺氧、严重低钾。

3）休克：强酸、强碱引起严重灼伤致血浆渗出，三氧化二砷中毒引起剧烈呕吐和腹泻，麻醉药过量、严重巴比妥类中毒抑制血管中枢导致外周血管扩张。

（6）泌尿系统表现：肾小管堵塞（如砷化氢中毒致大量红细胞破坏，堵塞肾小管）、肾缺血或肾小管坏死（如头孢菌素、氨基苷类抗生素、毒蕈和蛇毒中毒），导致急性肾衰竭，出现少尿或无尿。

（7）血液系统表现：溶血性贫血或黄疸（如砷化氢、苯胺或硝基苯中毒），凝血功能障碍（水杨酸、肝素、双香豆素过量，敌鼠钠盐、溴敌隆中毒，蛇咬伤），白细胞减少（使用氯霉素、抗肿瘤药、苯等）。

（8）发热：阿托品、二硝基酚、棉酚中毒。

3．慢性中毒症状

（1）神经系统表现：痴呆（四乙基铅、一氧化碳中毒）、震颤麻痹综合征（一氧化碳、酚噻嗪、锰等中毒）、周围神经病（铅、砷或 OPI 中毒）。

（2）消化系统表现：中毒性肝病（砷、四氯化碳、三硝基甲苯、氯乙烯中毒）。

（3）泌尿系统表现：中毒性肾损害（镉、汞、铅中毒）。

（4）血液系统表现：白细胞减少，再生障碍性贫血（苯、三硝基甲苯中毒）。

（5）骨骼系统表现：氟骨症、下颌骨坏死（黄磷中毒）。

【体格检查】

1．生命体征　检查体温、脉搏、呼吸、血压。

2．全身情况　观察意识状态，瞳孔状态及对光反射，皮肤、黏膜有无灼伤，有无发绀、发红、黄疸等，牙齿、牙龈有无出血。进行肌力、肌张力检查等神经系统检查。

3．有无心律失常；肺部有无异常呼吸音；腹部有无压痛，肝、脾是否增大。

【辅助检查】

完善血常规、血生化、电解质水平、凝血功能、血气分析、便常规、尿常规、心电图等检查，了解有无血液系统、肝肾功、心脏、呼吸系统等功能损伤。实验室检查对毒物进行检查、分析。

【诊断与鉴别诊断】

中毒通常根据接触史、临床表现、实验室毒物检查分析和调查周围环境有无毒物存在诊断，与其他症状相似疾病鉴别后诊断。

【治疗】

1．治疗原则

（1）立即终止毒物接触。

（2）紧急复苏和对症支持治疗。

（3）清除体内尚未吸收的毒物。

（4）应用解毒药物。

（5）预防并发症。

2．急性中毒治疗

（1）终止继续暴露于毒物：立即将患者撤离中毒现场，转到空气新鲜的地方；脱去污染衣物；用温水或肥皂水清洗掉皮肤或毛发上的毒物；用清水彻底冲洗清除；清洗伤口处毒物（表 8-1）。

表8-1 不同种类毒物的清洗要求

毒物种类	清洗要求
二硫化碳、苯酚、溴苯、苯胺、硝基苯	10% 乙醇（酒精）溶液冲洗
磷化锌、黄磷	1% 碳酸钠溶液冲洗
酸性物质（铊、磷、有机磷、溴、溴化烷、汽油、四氯化碳、甲醛、硫酸二甲酯、氯化锌、氨基甲酸酯）	5% 碳酸氢钠溶液或肥皂水冲洗后，再用清水冲洗
碱性物质（氨水、氨、氢氧化钠、碳酸钠、硅酸钠）	2% 醋酸或 3% 硼酸、1% 枸橼酸溶液冲洗
黄磷	先用镊子、软毛刷清除毒物颗粒后，再用温水清洗干净
三氯化磷、三氯氧磷、五氧化二磷、芥子气	先用纸或布吸去毒物，再用水清洗
焦油、沥青	先用二甲苯清除毒物，再用清水或肥皂水冲洗皮肤，待水干后，用羊毛脂涂在皮肤表面

（2）紧急复苏和对症支持治疗

（3）清除体内尚未吸收的毒物

1）催吐法，用于意外中毒不能洗胃者。物理催吐：用手指或压舌板、筷子刺激咽后壁或舌根诱发呕吐。化学催吐：临床少用。

2）洗胃：适应证为口服毒物 1 小时内者，胃排空慢者可延长 4 ~ 6 小时。吞服强腐蚀性毒物、食管静脉曲张、惊厥或昏迷患者不宜进行洗胃。洗胃方法为患者头稍低并转向一侧，选用较大口径的胃管，胃管头部涂液状石蜡润滑后经口腔将胃管向下送入 50 cm 左右。如能抽出胃液，证明胃管确在胃内；如不能肯定，可以将胃管内注入适量空气，在胃区能听到"咕噜"声，确定在胃内。首先吸出全部胃内容物，留送毒物分析。然后每次向胃内注入 200 ~ 300 ml 温开水。注意出入液量平衡，一次注入过多则易促使毒物进入肠腔内。反复灌洗，直至洗出液清亮为止。拔胃管时，要现将胃管尾部夹住，以免拔胃管过程中管内液体反流入气管内。洗胃液最常选择温开水。其余可选择：①溶剂：口服脂溶性毒物（汽油或煤油），先用液状石蜡 150 ~ 200 ml，使其溶解不被吸收。②解毒剂。③中和剂：强酸用弱碱（镁乳、氢氧化铝凝胶等）中和，不用碳酸氢钠。④沉淀剂：乳酸钙或葡萄糖酸钙与氟化物或草酸盐作用，生理盐水与硝酸银作用生成氯化银。⑤氧化剂：1 : 5000 高锰酸钾液，可使生物碱、蕈类毒素氧化、解毒。⑥胃黏膜保护剂：吞服腐蚀性毒物时，禁忌洗胃，可用胃黏膜保护剂，如牛奶、蛋清、米汤、植物油保护胃肠黏膜。

洗胃并发症包括胃穿孔、出血、吸入性肺炎或窒息等。

3）肠道毒物吸附：活性炭是强力吸附剂，能吸附多种毒物。应在摄入毒物 1 小时内使用。首次 1 ~ 2 g/kg，加水 200 ml，胃管注入，2 ~ 4 小时重复应用 0.5 ~ 1 g/kg，直至症状改善。并发症有呕吐、肠梗阻、吸入性肺炎。

4）导泻：不推荐单独使用。常用导泻药有甘露醇、山梨醇、硫酸镁、硫酸钠、复方聚乙二醇电解质散等。

5）灌肠：1% 温肥皂水连续多次灌肠。

6）全肠灌洗：可通过促使排便、加快排出减少毒物在体内吸收。用于口服重金属、缓释药物、肠溶药物中毒。在灌洗前先使用聚乙二醇电解质液。

（4）促进已吸收毒物排出。

1）强化利尿（补充液体＋使用利尿剂）和改变尿液酸碱度：若为弱酸性毒物，应用碳酸氢钠碱化尿液；若为碱性毒物中毒，静脉输注维生素 C（4～8 g/d）使尿液碱化，pH＜5。

2）供氧：一氧化碳中毒时，吸氧可促使碳氧血红蛋白解离，加速一氧化碳排出。高压氧治疗是一氧化碳中毒特效疗法。

3）血液净化：血液透析、血液灌流、血浆置换。

（5）解毒药

1）重金属中毒：依地酸钙钠、二巯丙醇、二巯丙磺钠、二巯丁二钠。

2）高铁血红蛋白血症：亚甲蓝。

3）氰化物：立即吸入亚硝酸异戊酯。随即 3% 亚硝酸钠溶液 10 ml 缓慢静脉注射，继而用 50% 硫代硫酸钠 50 ml 缓慢静脉注射。

4）乙二醇、甲醇中毒：甲吡唑和乙醇。

5）磺酰脲类药物过量引起低血糖：奥曲肽。

6）β 受体阻断剂和钙通道阻断药中毒：高血糖素。

7）中枢神经抑制剂中毒：纳洛酮、氟马西尼。

8）OPI 中毒：阿托品、碘解磷定。

3．慢性中毒治疗

（1）解毒疗法：慢性铅、汞、砷、锰等中毒可使用金属中毒解毒药。

（2）对症疗法：适合有周围神经病、震颤麻痹、中毒性肝病等的患者。中毒性肾病、白细胞减少症、血小板减少症、再生障碍性贫血的中毒患者的治疗参见有关章节。

【预防】

1．加强防毒宣传。

2．加强毒物管理。

3．预防化学性食物中毒。

4．防止误食毒物或用药过量。

5．预防地方中毒性疾病。

四、复习思考题

1．试述急性中毒各系统的主要临床表现。

2．试述如何洗胃及洗胃并发症。

3．试述急慢性中毒的主要治疗方法。

4．试述如何诊断中毒。

5．试述中毒的预防原则。

（史孝敏）

第二节　有机磷毒物中毒

实习地点：内科病房与示教室

实习学时：2 学时

一、实习目的

1．掌握有机磷毒物中毒的概念、临床表现、实验室检查、诊断与鉴别诊断和基本治疗方法。

2．熟悉有机磷的分类及中毒病因。

3．了解有机磷的毒物代谢和中毒机制。

二、实习重点

1．有机磷毒物中毒的临床表现和实验室检查。

2．有机磷毒物中毒的基本治疗方法。

三、实习内容

【定义】

有机磷毒物中毒是指有机磷毒物进入体内抑制乙酰胆碱酯酶活性，引起体内生理效应部位的乙酰胆碱大量蓄积，出现毒蕈碱样、烟碱样和中枢神经系统等中毒症状和体征。

【询问病史】

1．病因和诱因　了解患者有无有机磷毒物暴露史，其侵入途径、种类、剂量、接触时间、发病时间。

2．症状　OPI 相关中毒症状及体征，特别是呼出气大蒜味。

【体格检查】

注意是否有急性中毒全身情况：是否出现胆碱能危象，包括毒蕈碱样症状、烟碱样症状、中枢神经系统症状。

【实验室检查】

1．血胆碱酯酶（ChE）活性测定　是诊断 OPI 中毒的特异性试验指标，对判断中毒程度、疗效和预后极为重要。

2．毒物检测　患者血、尿、便或胃内容物中可检测到 OPI 或其特异性代谢产物成分。

【诊断与鉴别诊断】

（一）诊断

1．OPI 暴露史。

2．OPI 相关中毒症状及体征，特别是出现呼出大蒜味气体、瞳孔缩小、多汗、肺水肿、肌束震颤和昏迷患者。

3．全血 ChE 活性不同程度降低。

4．血、胃内容物 OPI 及其代谢物检测阳性。

（二）鉴别诊断

应与中暑、急性胃肠炎或脑炎等鉴别。

【治疗】

1．迅速清除毒物　立即将患者撤离中毒现场。彻底清除未被机体吸收入血的毒物，如迅速脱去污染衣物，用肥皂水清洗污染皮肤、毛发、指甲，用 2% 碳酸氢钠溶液（忌用美曲膦酯）反复洗胃等。

2．紧急复苏　对肺水肿、呼吸肌麻痹、呼吸中枢衰竭患者紧急采取复苏措施：清除呼吸道分泌物，保持呼吸道通畅，给氧，根据病情应用机械通气。肺水肿应用阿托品，不能应用氨茶碱和吗啡。心脏停搏时，行体外心脏按压复苏。

3．解毒药　用药原则为根据病情，早期、足量、联合和重复应用解毒药，并且选择合理给药途径及择期停药。

（1）ChE 复活药：①氯解磷定：复能作用强，毒性小、水溶性大，可供静脉或肌内注射，是临床上首选的解毒药。首次给药要足量，指征为外周烟碱样症状消失，血液 ChE 活性恢复到 50% ～ 60%。②碘解磷定：复能作用较差，毒性小，水溶性小，仅能静脉注射，是临床上次选的解毒药。③双复磷：对敌敌畏及美曲膦酯中毒疗效较碘解磷好。

ChE 复能药对中毒 24 ～ 48 小时后已老化的 ChE 无复能作用。对 ChE 复能药反应不佳者，加用胆碱受体阻断剂。

ChE 复能药的不良反应有短暂眩晕、视物模糊、复视、血压升高等。

（2）胆碱受体阻断剂：①毒蕈碱型乙酰胆碱受体阻断剂：又称外周抗胆碱能药，主要包括阿托品和山莨菪碱。根据病情，阿托品每 10 ～ 30 分钟或 1 ～ 2 小时给药一次，直到患者毒蕈碱样症状消失或出现"阿托品化"。阿托品化指征为口干、皮肤干燥、心率增快和肺啰音消失。如出现瞳孔明显扩大、神志模糊、烦躁不安、抽搐、昏迷、尿潴留等阿托品中毒，应立即停药。②烟碱型乙酰胆碱受体阻断剂：又称中枢性抗胆碱能药（如东莨菪碱、苯那辛），对中枢毒蕈碱型乙酰胆碱和烟碱型乙酰胆碱受体作用强，对外周毒蕈碱型乙酰胆碱作用弱。

根据 OPI 中毒程度选用药物：轻度中毒患者单用 ChE 复能药；中至重度中毒患者可联合以上两种类型药物。两药合用时，应减少胆碱受体阻断剂用量，以免发生中毒。

4．复方制剂　是生理性拮抗剂与酶复活药组成的复方制剂。国内应用的有解磷注射液。

5．对症治疗　重度 OPI 中毒患者常伴有多种并发症，如酸中毒、低钾血症、严重心律失常、脑水肿等。特别是合并严重呼吸和循环衰竭时，如处理不及时，可能在解毒药尚未发挥作用时患者已死亡。

四、复习思考题

1．如何诊断急性有机磷中毒？
2．简述有机磷中毒临床表现。
3．简述有机磷中毒治疗方法。

（朱清亮）